VALORES ALTERADOS

Carlos Romero Ortega

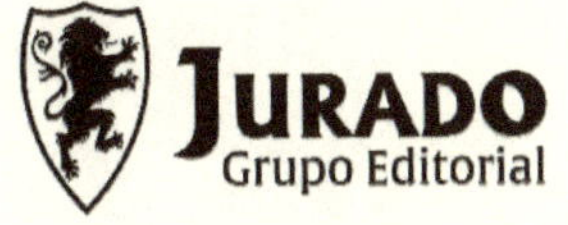

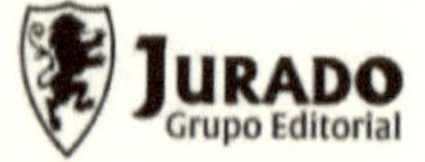

juradogrupoeditorial@gmail.com
Twitter: @juradopublishing
Instagram: @juradopublishing
www.JuradoPublishing.com
YouTube: Jurado Grupo Editorial

Dedicatoria

Después de haber visto tanta aberración mostrada por los medios de comunicación, ahora muy diversos como las redes sociales y en especial los medios convencionales quienes no muestran ningún desasosiego al ponderar a cualquier pichón de dictador (como efectivamente pasó en mi país natal), político o movimiento que vaya en contra de todos los principios morales de la sociedad, ya sea por inclinaciones o intereses de los propietarios o simplemente por lo que mueve esos deshonestos entornos, o sea, el dinero, no me queda más que agradecer a los que todavía no han cruzado la delgada línea hacia la corrupción económica o mediática, estos señores son los verdaderos paladines de la verdad, trabajadores, actores, periodistas que están dispuestos a luchar para poder vivir una vida verdaderamente digna y sin tropiezos buscados por los traficantes de ideales hoy en día la peor plaga mundial y que todos tenemos que combatir.

También quisiera agregar que estos párrafos generadores de discusiones y discordia, tienen que definitivamente llegar a los oídos de nuestros jóvenes, los únicos que definitivamente heredarán el mundo y que por consiguiente van a quedar a la intemperie cuando esta serie de cambios insolentes y nefastos, se produzcan de manera imprecisa, les dedico mis pensamientos para que tomen la palabra de una vez por todas y levanten la voz con un llamado de esperanza y fe ante la humanidad.

A toda mi familia que me queda en Venezuela, siempre los recuerdo, los amo y estoy pendiente de todos ustedes, aunque la distancia no logre que lo pruebe y demuestre muchas veces lo contrario.

Agradecimiento

Como en todos mis libros, mi agradecimiento principal es para Dios, por permitirme y darme las fuerzas para desempeñarme como orador ante un público cada vez más sordo e insensato pero que estoy seguro de que con su ayuda, vamos a lograr muchos cambios.

A todos y cada uno de los medios de comunicación imparciales, realmente son mis héroes y sus periodistas y narradores, unos verdaderos paladines.

A toda esa gente que cuando supo que escribiría un libro con este tema, me apoyó y me impulsó a terminarlo, entre ellos mis editores.

A mis hijos Gennaro y Carlos, siempre me han demostrado amor, respeto, amistad y orgullo hacia mi persona, esto reconforta, inspira y emociona al momento de escribir, siempre han querido seguir mi ejemplo y creo que esta es la mejor herencia que les puedo dejar, a sus lindas esposas quienes son mis nuevas hijas y ahora forman parte de la familia.

A todas las personas con algún problema o condición que no se dejan arrastrar por movimientos falsos, ya ven que siempre hay alguien que los escucha y que no deben sentirse solos por pensar diferente a cualquier tendencia, porque sí los hay, he hablado con ellos y me atiborro y me regocijo de conocerlos.

A todos recuerden:

Deja este mundo mejor que como lo conseguiste al nacer

ÍNDICE

INTRODUCCIÓN

Desde el principio de los tiempos, al menos los civilizados, el ser humano ha vivido bajo los fundamentos de valores, valores estos que de acuerdo a la estirpe de cada individuo varían siendo algunos honestos, tradicionales, impuestos, aceptados, extraordinarios, heredados, apreciados, abruptos, odiosos y hasta malévolos.

Dichos valores han significado a lo largo del tiempo y en el cambio de las eras conocidas, una de las intervenciones más elocuentes en la historia de la humanidad moderna e ilustrada, sin embargo, nosotros no indagaremos ni analizaremos ninguno de estos valores cambiantes en etapas o épocas anteriores a la nuestra, nos enfocaremos a examinar, indagar, manipular, descomponer, criticar de manera subjetiva cada uno de nuestros valores atávicos, sus cambios y su definitiva repercusión en nuestras costumbres y forma de vida actual, cómo nos han ayudado a mejorar o madurar, como también, en qué forma nos han perjudicado como sociedad e individualmente.

Los valores han estado sucedidos en lo largo del tiempo de acuerdo a la idiosincrasia del aprendiz, del individuo. Podemos ver valores generales para todos los seres humanos, costumbres hechas valores en diferentes países, cada raza tiene una identificación diferente en sus valores, poblaciones o ciudades, se distinguen de otras solo por su comportamiento arraigado a sus valores, pasando por supuesto por cada familia, donde según su líder, se rigen por normas o valores, hasta llegar al último despeje de la ecuación, lógicamente estoy hablando del ente o individuo como tal, ejemplar que puede llegar a crear y labrarse sus propios principios y valores no importando el resto de la humanidad.

Sabemos que la generación Baby Boomer y parte de la generación "X" son las que literalmente les ha tocado vivir los cambios más destacados a lo largo de la historia, desde la música en la radio a ver imágenes en el televisor de la llegada del hombre a la luna y luego poder sintonizar programas totalmente a color, percatándonos de que podíamos comunicarnos a grandes distancias a través de un aparato llamado teléfono y enviar los documentos vía Fax, transformar el maíz en harina, no tener que ir al cine por haber reemplazado las cintas de películas primero por el Betamax, luego el VHS y por último un DVD, poseer TV blanco y negro manuales con tamaño de un barril, poder desecharlos y cambiarnos a full color, con control remoto y planos como una hoja de papel, la aparición de las computadoras (Mainframe), los computadores personales (PC), portátiles (laptop), tabletas (tablets) y todos sus derivados, la llegada de los teléfonos inalámbricos, luego celulares (grandes y pesados) y por último los inteligentes (o planos y livianos), redes sociales, lo importante de todo este resumen referente a dichos cambios es que los valores conocidos y transferidos por estas generaciones, no sufrieron ningún cambio relevante, significativo ni transcendental entre la mayoría de la población contemporánea, caso extraño e interesante el de la generación "Y" (millennials) y la "Z" (zillennials) donde observamos de manera abrupta los cambios en costumbres, comportamientos y valores en toda su población.

Durante mucho tiempo la humanidad tuvo como valores primarios y de ejemplo, los 10 mandamientos de Moisés (año 1300 aC), estos principios o valores ya escritos y establecidos concordaban con la pura lógica del buen vivir y aunque alguno de ellos era difícil de respetar, la mayoría de la población los acataba como verdaderos, puros, moralistas y hasta sagrados, quizás por la claridad, elocuencia y diversidad con que fueron escritos, la mayoría de los habitantes respetaron su contenido y se sentían orgullosos de seguir aquellos criterios impuestos supuestamente en nombre de Dios.

A lo largo de la historia notamos algunos valores realmente alterados por conveniencia, o simplemente por recibir un beneficio por permanecer al margen de lo se creía lo más justo, existen casos documentados históricamente que nos muestran claramente el rechazo a ciertos principios moralistas por conveniencia, sin embargo, no es nuestra intención ahondar en dichos episodios históricos y mucho menos analizarlos, simplemente estamos tocando el tema para demostrar en ciencia cierta la posibilidad de alterar, modificar o disfrazar algunos valores que por mucho tiempo la humanidad siguió y percibió como sagrados habiendo pensado siempre que eran inalterables, pero que por razones obvias y mezquinas, alguien usurpó su significado y lo amoldó a su necesidad para cualquier beneficio propio.

Para muchos de nosotros en diferentes generaciones, los valores han sido impuestos o heredados muchas veces sin saber cuáles eran sus orígenes ni fundamentos iniciales donde alguien llegó a la conclusión de que ese era el camino a seguir y, por lo tanto, debía formar parte de nuestra personalidad moralista, en muchas ocasiones sin percatarse de que todo ese colofón podría o debía ser cambiado, transformado o totalmente eliminado en generaciones futuras, existen muchos ejemplos al pasar de los tiempos, pero no es sino al momento que sucede que el resto de la humanidad lo reconoce y lo logra entender, de hecho, existen generaciones que han observado algunos cambios de los valores y muere sin aceptarlos, al parecer estos individuos adoptaron esos principios como un sacramento y no están dispuestos a doblegar su convicción para aceptar lo que ya es un hecho y está sucediendo realmente.

Es muy importante que acote información referente a costumbres adquiridas en la actualidad y que tienden de alguna manera a influenciar o a producir alteraciones en la forma de pensar y el comportamiento de algunos entes; comencemos por hablar de la publicidad, este medio de comercialización es en realidad el más predominante al momento de afectar el convencimiento natural de cualquier individuo, desde tiempos muy lejanos hemos notado como el uso de esta herramienta persuasiva es utilizada para inclinar u orientar a una persona, grupo o multitud a tomar decisiones de compra, formación, comportamiento, apariencia y hasta educación a sus descendientes, ciertamente no existe una forma más efectiva de dar a conocer un producto o lograr posesionarlo en el mercado que publicitarlo siempre hay que contar con algún recurso financiero para invertirlo en este tema, termina dando resultados favorables al inversor, sin embargo, este instrumento no debe ser tomado ni impuesto como un valor social, religioso y mucho menos moral; actualmente se ha hablado de "tendencia" como palabra de moda para calificar el comportamiento de grupos a inclinarse por una costumbre cualquiera sea nueva o vieja, buscando el significado o sinónimo de la palabra tendencia tenemos a: propensión, inclinación o preferencia, sin embargo, y para que todo esto suceda primero tiene que haber existido una verdadera y efectiva campaña publicitaria, de lo contrario nadie va a compartir esa idea y mucho menos se va a hacer popular de algún modo ante el público en general, es increíble observar a los noticieros en televisión y las emisoras de radio hablar de que la tendencia es Z y hay que tomarla en cuenta, sobre todo cuando sabemos que son esas mismas estaciones de noticias las encargadas de promover los productos de sus patrocinantes y que efectivamente siempre están recibiendo un beneficio económico al promover esas predisposiciones. Es muy fácil hoy en día oír por ahí que X o Y es una nueva tendencia y especialmente a nuestros jóvenes les encanta hacerse eco de toda locura que vaya apareciendo para de esa manera no demostrar que estás fuera del riel o fuera de onda, sin conocer la razón o lo que realmente espera el que inicialmente arrancó con la propuesta de esa idea porque efectivamente fue generada por una herramienta de mercadeo o publicidad y tal cual debería ser digerida y aceptada, tenemos que estar conscientes de que una tendencia no es más que el fruto o resultado esperado por alguien que de manera intencional logró posesionar una idea, producto, mecanismo, baile, música, película, en fin, cualquier rendimiento aceptado por la sociedad de manera muchas veces inconsciente, pero que al final ese inversor sí logró su objetivo.

Vemos a menudo a nuestros jóvenes y porque no, hasta algunos muy pasaditos de edad con valores alterados no por influencia sino por autoconvencimiento; el trabajo, como siempre lo hemos sabido dignifica al hombre y cuando digo hombre, hablo del ser humano en general, no me apoyo en el nuevo orden populista de llamar inclusión a lo mal dicho o pronunciado, y es que de verdad el querer trabajar duro para conseguir un objetivo no es solo un valor, es también la herramienta más significativa para sentirse orgulloso al finalizar un proyecto, ya que si no hubo esfuerzo alguno, ese logro no tiene ningún sentido ni mucho menos puede causar altivez al ser concluido. Por esta razón, cuando oigo a cualquier persona decir que quiere convertirse o ser en un hombre de influencia (influencer) sin haber logrado ni un solo estudio avanzado o una certificación en algo que lo diferencie del resto de la humanidad y que lo pueda abanderar realmente como un ser capaz de influenciar positivamente a otros, realmente pienso en los delincuentes o ladrones que realizan sus fechorías precisamente para no trabajar o no tener que responsabilizarse de cualquier tarea que amerite un esfuerzo, dedicación o sacrificio de su parte, "En estos días hasta para ser maleante hay que estudiar."

He hecho una división general de los tipos de valores sin revisar el orden de importancia o la profundidad de daño o beneficio que haya significado en estos tiempos tan incoherentes, el orden y la presentación son de poca importancia, lo que realmente es sustancial es la repercusión del mismo en el comportamiento, personalidad y actuación de cada individuo en nuestra sociedad; sé que en algunos se sentirán identificados, en otros no estarán de acuerdo si es útil o perjudicial y en esporádicos conceptos, realmente los van a odiar. Siéntanse libres de comentar o juzgar mi análisis e investigaciones referentes al tema, comencemos, pues nuestro viaje a través de lo que significa evidentemente el haber vivido una existencia provechosa o haber sido una persona que según nuestros valores establecidos sea totalmente improductivo y porque así no decirlo, haberte convertido en una mala influencia, en alguien con quien no se debe congeniar o frecuentar y hasta finalmente convertirse en una persona totalmente tóxica ante los ojos de los demás.

En cada uno de los capítulos descritos a continuación se relatan mis asombros, sorpresas, anécdotas y diferentes situaciones que estamos enfrentando en estos tiempos modernos, donde intervienen de manera forzosa los medios, la tecnología y se le da importancia a la tendencia como norma de vida, involucrándose con el comportamiento, apariencia y metas en la mayoría de las personas envueltas en cualquier tipo de situación nunca antes vista por nuestros ojos y en algunos eventos ni imaginados por ninguno de nosotros, esto solo nos deja claro que finalmente todo cambia y es solo cuestión de tiempo llegar a ver, oír o palpar todos los acontecimientos, así que regocíjense con estas verdades.

Podrán percatarse de que en los diferentes capítulos se repiten las acotaciones de un mismo valor, todo esto se debe a que muchos de nuestros valores a los que nos han acostumbrado tienen relación con varios tipos de comportamientos, y hace que algunos tengamos que tomar en cuenta en diferentes circunstancias la aplicación de los mismos en nuestras vidas y que además puedan afectar a nuestros familiares directos y amigos.

Otros factores importantes en la determinación de la forma como están siendo alterados nuestros valores definitivamente es la política, muchos fracasados o pasados de moda en lo que respecta a significar para el público en general una persona influyente o alguien a quien seguir actualmente se dedican a apoyar movimientos con tendencias y de algo pueden estar seguros, en la mayoría de esos movimientos o grupos que estos diplomáticos de pacotilla amparan ellos mismos ni creen ni mucho menos están de acuerdo con sus principios y valores, pero representan posibles votos para las próximas elecciones, como pueden deducir, todo se trata de publicidad negra y ambición de beneficios propios de estos hábiles y farsantes dirigentes.

Se debe hacer algo antes de que sea demasiado tarde, no podemos permitir que un grupo de inadaptados influya y mande de manera posesiva en nuestra juventud, apoyados por una partida de sinvergüenzas oportunistas que solo buscan su beneficio personal.

Capítulo I

INFANTILES Y ADOLESCENTES

En este capítulo es importante destacar que los cambios ocurridos en los valores para la población infantil en general, varía directamente de acuerdo con el estilo de vida acostumbrado en una población específica, por ejemplo, los tratos o exigencias aplicados a un niño con descendencia sajona no son los mismos ni parecidos a los que recibe un infante latino, existe una diferencia entre ambos y radica en que los padres sajones crían a sus hijos y se sienten responsables hasta que finalizan su educación secundaria, una vez que esta es finalizada, si va a continuar sus estudios, ya el joven tiene identificada la universidad donde va a estudiar que regularmente no es ni siquiera en el mismo estado donde residen los padres, de esa manera ese muchacho se va de la casa y regularmente no regresa nunca más a vivir con sus padres la generalidad si no continúa una carrera universitaria, normalmente consigue un trabajo, alquila un apartamento económico, algunas veces lo comparte con un compañero y se va a vivir sin sus parientes y solo se ven en días feriados; cuando hablamos de los latinos, los padres son extremadamente protectores y se han visto casos de que el hijo nunca abandona la casa, inclusive recibe la misma como herencia sin haber salido de ella jamás; ya solo con esta comparación podemos deducir la diferencia de comportamiento y actuación contra los valores inculcados entre unos padres prácticos como los sajones o unos parientes alcahuetas como los latinos.

Uno de los comportamientos más significativos entre los infantes es el cambio en la forma como distribuyen el tiempo de ocio diariamente; un jovencito o niño cualquiera anteriormente se dedicaba en sus mañanas a asistir a clases, luego al regresar a casa realizaba sus labores personales y hacía la tarea enviada por su maestro en la escuela (muchas veces investigaba), en horas de la tarde veía TV (mayormente programas infantiles o dibujos animados), jugaba o hacía cualquier deporte con sus vecinos, almorzaba y cenaba con sus padres o familiares y finalmente se iba a la cama a descansar para al día siguiente repetir la rutina sin contratiempos ni excusas. De esta manera recibía una educación de calidad acorde para su edad y su capacidad de análisis; actualmente en la mayoría de los casos el joven no va a clases, recibe adiestramiento en línea, no se le asignan responsabilidades a la casa, y las investigaciones las realiza con un teléfono móvil o un computador. Juega con videojuegos y ve vídeos en las redes con su tableta, come en su cuarto (en el cual los padres no deben entrar para respetar su espacio) y finalmente se acuesta muy tarde después de haber pasado todo el día metido en las redes sociales y ver todos los vídeos aptos o no correspondientes a su edad y de esa manera poder asistir a la clase virtual al día siguiente y estarse durmiendo durante casi toda la presentación o explicación del maestro. Todas las investigaciones son hechas por Internet.

No sé si les ha pasado, pero me he encontrado con familias donde cada niño tiene un celular o una tableta, por lo general no hacen nada más que jugar o ver vídeos con estos aparatos, los padres de manera extraña se desentienden por completo de sus hijos, solo se dan cuenta de que existen cuando por descuido y mala suerte, no colocaron a cargar las baterías de estos dispositivos y se apagan. Cada berrinche que pegan los niños es de notar, se baten, relinchan y ves la actitud de los padres en ese momento y te decepcionas al percatarte que perdieron todo el norte en el camino de cómo educar a sus hijos. Peor aún, puedes imaginarte que va a ser de aquella criatura cuando crezca, sin modales, sin control, educado y criado por una máquina, máquina que solo muestra tendencias aptas o no para la edad o capacidad de comprensión de estos mocosos.

La intimidad o mal llamada "privacidad" de los niños ya sea en sus dormitorios, lugares asignados, pupitres y estadías la desvirtúan las cosas que secretamente puedan estar viendo o haciendo nuestros hijos, personalmente pienso que es una verdadera utopía creer o aceptar que nuestros infantes tienen la madurez para permanecer solos y seleccionar la mejor opción que corresponda a su verdadero beneficio, de hecho, por eso hablamos de que los pequeños tienen una linda ingenuidad, pero como ahora es tendencia pretendemos olvidar todo lo que nos demuestra lo sucedido anteriormente a lo largo de la historia de la humanidad e inclinarnos a este tipo de pensamiento.

Como padres hemos pasado por todo tipo de contradicciones, pero siempre los valores han sido los mismos, un padre primero que nada es el ejemplo, por subsiguiente para los hijos un orgullo, es quien tiene el mejor criterio y experiencia para cualquier toma de decisiones, pero también puede ser amoroso y comprensivo para apoyar en todo lo que requiera la familia en cualquier aspecto; efectivamente y sin ningún temor a mencionarlo, esos valores cambiaron abruptamente, al notar a un padre que tiene que tocar la puerta del cuarto de su hijo, que se justifique al momento de cualquier toma de decisión, que tema mencionarle una alternativa diferente a la que él crio sugiere y lo más grotesco, que no pueda corregir o reparar de alguna manera el comportamiento de su hijo, motivo por el cual este chiquillo crecerá a merced de su carácter carente de educación y envenenado por su soberbia.

Evidentemente son cambios en que los rapases no son culpables directamente, cada quien se adapta a las circunstancias que se le presentan, somos responsables los padres, desde muy chiquillo escuché el dicho "Si del cielo te caen limones, aprende a hacer limonada", y esto es exactamente lo que hacen nuestros pequeños cuando le presentamos opciones de cualquier tipo, buenas o malas, de nuestra parte queda como siempre ser el ejemplo, enseñar y corregir, este es el fundamento tácito como representante de un infante, joven y adolescente.

En las escuelas mayormente transcurría el tiempo de los niños, ahora con las clases en línea, tareas dirigidas, actividades extra horario y los dispositivos electrónicos, nuestros hijos matan el tiempo y muchos de ellos no están satisfechos, es más, es muy común oír a un pequeño pronunciar la frase "estoy aburrido" con toda la gama de ocupaciones que sus representantes logran ofrecerles, las cuales significan un enorme sacrificio, el cual muchas veces no llega a ser reconocido por la mayoría de estos mocosos impertinentes, groseros y arrogantes; todos sabemos que realmente los causantes de todos estos comportamientos hemos sido nosotros mismos y que como toda relación obtenida del principio causa y efecto, la hemos desarrollado hasta llegar finalmente al punto en la que se encuentra actualmente y también tenemos que reconocer que quienes cambiaron los valores fuimos nosotros mismos.

Todos hemos escuchado hablar de acoso (bullying), comportamiento de más intolerable desde su original punto de vista el cual se ha tergiversado un poco en su razón de ser según la cultura, etnia o raza del individuo; tomando en cuenta que la traducción correcta al español es "acoso", no sucede de esta manera para la mayoría de los latinos, realmente pienso que al tratarse de un abuso de cualquier tipo que alguien cometa contra una persona indefensa o en contra de menores desamparados. Estoy 99 % seguro que el resto de las personas que se encontraran cercanos alrededor de este evento, intervendría y actuaría de forma efectiva e inmediata directamente en contra del perpetuador de ese acto tan sorprendentemente ridículo y carente de toda lógica humanitaria. Realmente no conozco a nadie que en su pleno juicio esté de acuerdo con este tipo de comportamientos, pienso que los ejecutores son personas con problemas de toda índole y que tratan de justificar su falta de logros y aspiraciones causando daño a los demás; he aquí un ejemplo importante para la comparación de los valores entre razas. Para la mayoría de los latinos ser víctima de una burla o como lo quieran llamar, es como la oportunidad de poner a prueba nuestro sentido del humor y hacer que permanezcamos atentos con lo que nos rodea en cuanto a lo que decimos, cómo actuamos y cómo nos comportamos para no caer en las manos de los burlones, es una costumbre totalmente diluida con nuestra idiosincrasia, existen una serie de expresiones utilizadas por estos bufones, saboteadores del intelecto, y que solo esperan que cometas cualquier error en lenguaje, pronunciación, movimiento o expresión facial, todo es válido para comenzar la guasa, pitorreo o chalequeo de tu última frase articulada.

Debemos además inculpar de todos estos nuevos procesos de burlas a nuestros muchachos, primeramente al estado por no promulgar soluciones contra estas aberraciones del comportamiento, a los mismos educadores por no tener o aplicar mano dura contra este tipo de acto, a todos los representantes de ambos bandos, unos por no educar a sus hijos como personas de bien y enseñarles valores como la amistad, el respeto y la clemencia, otros por no instruir a sus pequeños a defenderse de estos depredadores sin esperar tener que mediar involucrando a su padre, profesor o amigo, por último nuestras crías, como principales culpables porque como ser vivo nacemos con los mismos dotes o beneficios que cualquiera de nuestra misma especie, no somos diferentes ni menos fuertes que nuestros semejantes, por lo tanto, todos deberíamos tener la capacidad de protegernos sin requerir de la ayuda de un tercero, no tenemos por qué ser sumisos y dejarnos abusar por otra persona; como pueden observar en este asunto, fallamos todos de nuevo y reincidimos en nuestros desaciertos y de manera arraigada volvimos a cambiar nuestros valores para mal, no para mejorar.

Aunque no es una norma o medida exacta, nuestros niños mayormente viven inmersos en los videojuegos o simplemente sus días de existencia los pasan idiotizados y embutidos en las redes sociales (No sabemos qué hubiera sucedido de existir estas redes en los años 80'), para muchos de estos imberbes, el deporte es una opción no lógica ni mucho menos factible, además que tener que interactuar con otros individuos (situación absurda que su auto implantado autismo no permite por ningún concepto) en la mayoría de los casos ocurre el fenómeno natural humano conocido por todos como la transpiración, que a su vez produce el líquido incómodo y desagradable llamado sudor, incidente que no sucede normalmente con la ventaja de un aire acondicionado, tener que recuperar el aliento y la posibilidad de ser derrotados en público lo que por nada del mundo están capacitados ni preparados; en este aspecto realmente que sí cambiaron todos los valores y vamos a estudiarlos más a fondo en los próximos capítulos.

A medida que fuimos pasando de generación a generación como unos borregos, efectivamente, también fuimos creando paradigmas y estos a su vez interactuaron directamente con cada individuo transformándolo en una persona de bien o en cualquier asesino en serie, todo se fundamenta en la raza, el credo, la etnia, la estirpe o la apariencia de cada sujeto convirtiéndonos en un prototipo de cada una de estas personas coexistentes y afianzándose en los verdaderos valores heredados de todos nuestros descendientes logrando ser la razón más acertada en la transformación de su manera de pensar y transfigurándose en el mayor error cometido por el ser vivo a lo largo de la historia, el modelo o ejemplo que todos nuestros niños han seguido en la historia de la humanidad ha sido influenciado por comportamientos aprendidos en otros tiempos creando esos paradigmas que todos sabemos no llevan a ninguna parte, pero cuando existe una persona, un grupo, un comité, un partido político o una religión que pueda obtener un beneficio particular de este tipo de comportamiento, se va a dedicar a mostrar de que el individuo ejemplar es el que lleva exactamente ese prototipo de vida, de comportamiento o de apariencia, todo depende de la conveniencia de los creadores de estos valores incrustados y colocados a la fuerza en nuestras mentes.

Hay que estar claro con esto, August Macke dijo: "Los sentidos son nuestro puente entre lo incomprensible y comprensible" y realmente tiene toda la razón, todos los padres debemos recordar que si no existieran alcahuetes, no existirían las prostitutas y en este caso nosotros somos los mediadores.

Todos sabemos que directamente en el caso de los adolescentes, los problemas y la manera de sentirse identificados con ciertos valores es realmente un problema para los padres de estos muchachos, si bien es cierto que poseen la vitalidad, los reflejos y mucha energía también es cierto que su falta de experiencia los convierte en presa fácil para cualquier depredador maníaco que se encuentre rondando sus inmediaciones, es tan sencillo llegar a sus intimidades que si no tiene un buen apoyo y un excelente vínculo familiar, caerá de seguro en manos de cualquier persona, grupo, secta o clan que requiera su presencia para oscuros desempeños, es por ello que aunque suene o se vea muy difícil por sus caracteres y comportamientos, debemos hacerles sentir que nosotros somos siempre su primera opción y que nunca lo abandonaremos, es muy importante que ellos lo sepan y que además estén totalmente seguros de ello; existen diferentes factores o variables que los pueden afectar y en todos buenos o malos, la influencia de esas agrupaciones es inevitable y depende de nosotros compartirla con ellos y corregirlas para bien; cada peña que observamos, los drogadictos, delincuentes, homosexuales, buenos o malos estudiantes, inclusive los deportistas, afectarán de algún modo la conducta y el buen proceder de los imberbes, queda de nuestra parte su práctica ejecución para bien y no para mal.

Cambiarle los valores a un adolescente es tan fácil como cambiarle toda la ropa interior y como dice el dicho "Dime con quién andas y te diré quién eres", de esa misma forma comenzará a cambiar el comportamiento y la personalidad de tu representado; es muy sencillo, si tu hijo tiene un fuerte vínculo familiar siempre colocará a sus padres por delante de cualquier propuesta planteada por terceros, hay que recordar que estos clanes se pueden diferenciar algunos como honestos y otros hasta malignos, pero recordemos que esa clasificación también viene asignada por nuestros valores heredados y realmente esa es la mejor arma de cualquiera que desea reclutar o secuestrar a estos egocéntricos con juventud en sus filas, mientras más callado, sumiso, tímido e introvertido es el menor, mayor es el porcentaje de éxito del depredador, recuerden que esta persona dañina puede ser de la misma edad de tu hijo, ser su maestro, su instructor de deporte, su mejor amigo o hasta su novio o novia, normalmente en muy pocas oportunidades localizamos el epicentro de la causa o el motivo, lamentablemente cuando lo averiguamos ya es demasiado tarde, recordemos, son los valores, son los principios con lo que nuestros hijos van a vivir el resto de sus vidas y sinceramente de esto depende el futuro de muchos, siempre recuerdo a mi hijo mayor llegar a la casa y tratar de evadirme cada vez que me le acercaba, él jugaba soccer y recién llegaba de un juego, por qué preocuparme, días después me enteré de que se había rasurado las piernas, todos lo hacían en su equipo, como ven, así de sencillo es cambiar los valores inculcados en casa durante toda la vida anterior a que perteneciera a ese equipo, simplemente alguien llegó con la idea, novedad, moda o como lo quieran llamar al campo de entrenamiento y logró establecer ese comportamiento y convencer al resto de sus compañeros de que esa era la nueva tendencia y la gran mayoría sin chistar adoptó ese comportamiento.

Otras tendencias en los chicos, los cuales son apoyados por sus parejas, tienen que ver mucho con su presencia y apariencia, por ejemplo actualmente existen muchachos que se maquillan, se sacan las cejas y usan un extraño tipo de ropa, en cambio, las féminas tienden a usar las redes sociales para demostrar sus dotes (la mayoría con cirugía a muy temprana edad), pienso en padres alcahuetes o por falta de supervisión, como sea da igual, el resultado siempre es el mismo, acabaron con los valores.

Los valores fueron descabelladamente alterados en las premiaciones y en los castigos a los niños y adolescentes definitivamente, solo al observar la influencia de los padres o representantes irresponsables y alcahuetes escudándose siempre en la supuesta tendencia psicológica y algunas veces absurda, de que no hay que hacer sufrir a los niños porque a mí me hicieron sufrir mucho, podemos apreciar como en una competencia cualquiera en los colegios, escuelas y liceos se le entrega premiación hasta el que arribó en esa contienda en la última posición, en verdad, ¿eso es lo correcto?, ¿qué sucedió entonces? con el valor siempre achacado en el pasado: "Hay que enseñarle a luchar por lo que quiere", "Si le das todo lo que quiera perderá el espíritu del logro personal", aún mejor, "Si le das un pez comerá un día, enséñalo a pescar y comerá siempre" y otras frases de cliché que siempre nos machacaron tanto en nuestra infancia como en nuestra adolescencia, realmente llegó a ser unos de los valores más emblemáticos en otros tiempos donde se pensaba con cordura, por favor dígannos otra cosa que no tenga que ver con los sentimientos de esos niños, porque nosotros sobrevivimos a todos esos argumentos, en un futuro veremos a estos tarajallos quedándose en casa de sus padres hasta la vejez, suplicando por una ayuda que no incluya compromisos laborales, hay que explicarles a nuestros hijos que la única manera honrada de conseguir dinero y buena vida es trabajando, y que tiene que superar todos sus complejos porque en un futuro también tendrá hijos y alguien los tiene que guiar. Si usted quiere un bienestar para su hijo, exíjale que estudie, que sea bueno y disciplinado en los deportes y que se prepare y busque un trabajo para que pueda formar su propia familia.

Atónito quedo cuando manejo en cualquier autopista y veo un gigantesco cartel que dice algo como esto: "¿Embarazo no planificado?, No te preocupes nosotros te ayudamos.", aquí es cuando me pregunto: cuando un delincuente comete una fechoría ¿existe una institución que vele por ese convicto? Que no solo le perdone el pecado, sino que además le ayude a vivir con él; lo siento, dirán que no tiene comparación, pero a mi modo de ver las cosas creo que sí, ¿acaso existe una ayuda especial para la adolescente que estudia todos los días y obtiene excelentes notas?, pues no, esta pasa inadvertida, claro, no da ningún problema ni a su familia ni a la sociedad, si acaso quisiera una beca, tendría que pasar por una cantidad de filtros impresionantes no significando esto que logre ese cometido, mientras su colega preñada sigue divirtiéndose en las noches con quien le plazca (quien sabe si obtenga otro pequeño trofeo nuevo, o sea, otro embarazo) mientras alguien le cuida el bebé no planificado y recibe una jugosa pensión de parte del gobierno por ser desvalida y no haber tenido la fuerza de poder decir que no en su momento y gastando los impuestos de sus compatriotas, por favor pónganla a trabajar. En mi infancia y más allá de mi adolescencia, usar tatuajes era reservado para los expresidiarios o para algunos marinos excéntricos, de hecho cuando cualquiera veía a otra persona con un grabado en la piel de manera cautelosa le preguntaba a ese individuo por el origen del mismo, siempre esperando la respuesta menos peligrosa, o sea, que fue marinero y en un viaje se lo imprimió, pero como sea, actualmente puedes observar a tu alrededor y te percataras que el 80 % de las personas que conocemos están identificadas con algún tipo de dibujo grabado en su piel hecho con un material muy difícil de eliminar y que no todos se ven muy bien, ni todos tienen al menos un significado importante y hasta algunos llegan a ser vulgares, por su mensaje o simplemente por el lugar donde fueron impresos; como sabemos, existen personas a las cuales les queda un muy bajo porcentaje de piel disponible en el cuerpo para tatuar, algunos producen temor, otros lástima, el solo hecho de imaginar el dolor causado en su impresión sobre la piel sin contar el tiempo perdido en la ejecución de los mismos; no se trata de criticar, influir o corregir el uso, función, motivo u objetivo del tatuaje, solo hablamos del tremendo cambio de valores, donde para muchos no hay espacio para correcciones ni mucho menos arrepentimientos.

Muchos tuvimos la oportunidad de vivir en la época donde la moda imponía los cambios de valores y lamentablemente nos costó un mundo convencer a nuestros antecesores a reconocer esos cambios, por ejemplo, la forma de vestir, las largas melenas que lucíamos con mucho orgullo, los que no tenían suerte de poseer una cabellera dócil y fácil de peinar, se impusieron con los afros (mientras más grandes mejor), pero si a ver vamos, tener el pelo largo se corrige cortándolo y regularmente vuelve a crecer, no se trata de una decisión irrenunciable, simplemente te dejabas crecer el cabello y cuando te cansabas de ello, cambiaba la moda o sencillamente a tu nueva pareja no le gustaba, lo cortabas y punto; pero ahora hablamos de un tatuaje, un piercing que no es más que un artefacto externo que te perfora la piel, orejas, nariz, boca, lengua o encía y en muchas oportunidades a muchos individuos, sus partes íntimas, obstaculizando realmente el impecable y eficaz funcionamiento de esos órganos, el temor es que cuando no se requiera por cualquier motivo, pasado de moda, no le gusta a tu nueva pareja, causa problemas de salud o solamente porque esa persona o usuario se cansó de llevarlo, siempre dejará su huella, secuelas y hasta inoperancia y abstinencia en el uso regular de estas pequeñas porciones de nuestro cuerpo, no se trata del tatuaje, no se trata del mutilado que quieras causarle a tu propio físico en un momento determinado para lograr un objetivo preciso, realmente se trata de un valor cambiado por entes ajenos a nosotros mismos buscando un beneficio que se va a generar a partir de las propias estupideces que cometamos sin saberlo.

Aunque para muchos la vida siguió siendo la misma, para otros el trato, el respeto, la obediencia y la disciplina efectivamente fueron influenciadas por el cambio de valores, tenemos que ser conscientes de que los culpables de todo esto en gran parte fuimos la generación "X" que con nuestra maravillosa idea de cambiar, manipular y mejorar la camaradería entre padres e hijos, nos atrevimos a realizar este experimento que aún no sabemos si funciona, pero que efectivamente está cambiando a la humanidad desde sus cimientos y que hace que nuestra nueva generación de relevo posea comportamientos algo excéntricos y que no conocemos los resultados de las investigaciones realizadas por ellos mismos y de verdad esperemos que esto culmine de buena forma para mejorar netamente o corregir nuestros desaciertos anteriores sin alterar los buenos resultados que siempre esperaron en el pasado utilizando otros métodos y trucos para que los más pequeños se educaran.

Efectivamente a todas las generaciones que antecedieron a la generación "Y", nuestros padres fueron y vamos a llamarlo así, un poco rudos, nos corregían a golpes, nos hacían que les temiéramos y nuestra vida transcurrió siempre bajo amenazas, la mayoría de los que concebimos hijos Millennials los educamos con mucho menos rudeza, hablábamos con ellos, los aconsejamos y tratamos de que sin requerir usar la fuerza nos obedecieran y nos respetaran, sin embargo, siempre recuerdo la duda de mi esposa al momento de tomar acciones siempre me preguntaba lo mismo, "¿Lo estaremos haciendo bien?". Mi respuesta todo el tiempo fue la misma: "no lo sabemos, esto es un experimento, solo el tiempo tiene la respuesta", efectivamente estábamos cambiando los valores sin conocer el resultado, experimentábamos usando a nuestro hijo como rata de laboratorio o conejillo de indias, apostando a un futuro incierto, metiendo el dedo en la llaga de la historia, no conoceríamos los resultados hasta muchos años después, tampoco podemos deducir que el comportamiento de estas generaciones es solo por el cambio registrado en cuanto a trato se refiere, podemos imaginar que los avances de la humanidad intervinieron directa y conjuntamente con nuestros pequeños ajustes, por medio de la tecnología estos párvulos cambiaron su comportamiento, pero la pregunta en resumen siempre será la misma "¿Quién se los permitió?"; hay que hacer notar que estamos juzgando los valores de estos coexistentes por el puro odioso suceso de pensar diferente a sus antecesores, pero realmente, ¿todo es malo?, efectivamente no, tienen extraordinarios talentos, realmente envidiables.

Aunque no sabemos cuáles son las razones o qué originó este talento extraordinario de la mayoría de los jóvenes de diferentes edades, desde los bebitos hasta adolescentes, y es que un porcentaje muy alto de estas generaciones puede ser catalogada como superdotados (giftedness en inglés); no sabemos si la tecnología influyó en la capacidad y lógica para captar cualquier tipo de aprendizaje y mostrando al mundo una actitud del que lo conoce todo y que no necesita de nadie, son fenómenos del conocimiento, cambiaron todos los principios de la metodología de la investigación, cuando quieren saber o conocer algún tema simplemente lo buscan en la internet y le refutan a cualquiera demostrando siempre que ellos tienen la razón y su herramienta insustituible es un teléfono inteligente, artefacto que no los desamparan y que desde que nacen los anhelan más que su propio biberón, a pesar de haber cambiado valores insustituibles y de ser tercos, odiosos, mimados, introvertidos, aburridos y egocéntricos no hay que dejar de reconocer sus capacidades, su idoneidad e inteligencia, merecen todo el respeto de los que ya estamos algo pasaditos de moda y deberíamos dejar que desarrollen toda su capacidad. No obstante, no sabremos si lo van a hacer bien, sigue siendo una indagación con resultados sin comprobar, si son promisores, sin embargo, no debemos doblegarnos a su voluntad porque si alguien puede corregir lo que hagan o ejecuten mal somos nosotros los que poseemos la experiencia como estandarte.

En fin, aquí estamos entre tomas y diremos, experimentando los resultados de aquellas ingeniosas investigaciones realizadas con nuestras propias crías, sin siquiera saber los efectos que tendrían en nuestro propio futuro y en el de toda la humanidad.

Recordemos que existen países, pueblos, sectas y tribus donde sus costumbres y valores son totalmente diferentes desde el principio de la historia; a diferencia de nosotros ellos no han cambiado nada, todo sigue igual, incluso a algunos hasta nos atrevemos a criticar y a juzgar su verdadero sentido y eso también siempre ha sido parte de nuestros valores más arraigados, por no ver más allá de nuestras narices, no les damos la razón cuando se lo merecen y tendemos a enjuiciar y a censurar a los que de una u otra forma no piensan exactamente como nosotros. Reflexionemos.

No podemos quedarnos de brazos cruzados, si no hacemos algo pronto se nos escaparán de las manos y no podremos corregirlos más, una reprimenda, un castigo y hacer sacrificios no mata a nadie, nosotros mismos somos testigos de todo eso, lo vivimos en carne propia y sobrevivimos, por eso, cuando piense que va a frustrar a su hijo por castigarlo, recuerde lo que usted vivió, tome medidas, no espere a que sea demasiado tarde.

Estoy seguro de que ocupando la mente de nuestros jóvenes en actividades que ofrezcan algún beneficio para ellos o para la sociedad hará que disminuya de manera eficiente y extraordinaria el pensamiento malévolo o errado de alguno de ellos.

Capítulo II

ECONÓMICOS

El plano económico ha variado de acuerdo a la idiosincrasia de cada región del planeta, algunos de los valores que regían los principios básicos de la economía mundial han dado un vuelco realmente drástico y sobrecogedor, nuestras principales fuentes para lograr nuestros objetivos financieros han variado con giros de 360 grados y hoy en día se considera una locura invertir tiempo y dinero en lo que en un ayer no muy lejano, era por demás apetitoso como inversión para cualquier mortal en la faz de la tierra.

Para nadie es un mito de que lo más recomendado, económicamente hablando, para cuidarse de imprevistos o inconvenientes futuros es el ahorro, sin embargo, distintos ofrecimientos han logrado colocar esta herramienta financiera en una posición más baja en los peldaños de preferencia entre la mayoría de las personas o entes que van persiguiendo siempre los mejores dividendos al momento de arriesgarse usando su dinero con el objetivo único de reproducirlo y de garantizarse un exitoso porvenir, a todo esto se le suma la publicidad, la diversidad y la tecnología.

Al transcurrir del tiempo, han sido culpables los bancos y sus directivos porque al tratar de hacer desmedidamente multiplicar su dinero crearon herramientas no siempre muy confiables pero que al usar el mercadeo y campañas publicitarias lograron introducirse en el pensamiento del ciudadano común quien a su vez también espera una oportunidad para sacar la mayor ganancia posible de su poco, pero apreciado peculio, en mi memoria permanecen como pertrechados los consejos de mi padre, quien aun no siendo un gran exitoso hombre de negocios, siempre me habló con mucha lógica, la sensatez está muy poca utilizada por quienes se dejan llevar por los pecados naturales de la avaricia y terminan arruinados por la toma de decisiones influenciadas y apresuradas; recuerdo con mucha precisión sus advertencias para no caer en manos de estafadores en los que se escudaban en nuestra codicia, cito sus palabras:

"Cuando te ofrezcan un negocio hay cuatro factores que tienes que preguntarte a ti mismo y respondértelo con mucha cautela:

1. ¿Por qué la inversión es tan baja?

   De ser cierto quiere decir que cualquiera lo puede hacer y pronto colapsará.

2. ¿Quiénes están invirtiendo actualmente en ese negocio?

   Si en verdad es tan bueno, en la lista de inversores deberían aparecer personalidades.

3. ¿Por qué a mí?

   Siendo un negocio tan lucrativo, ¿qué hizo que yo fuera de su preferencia y tan amablemente me diera la oportunidad de obtener esa ganancia.

4. ¿La persona que te ofrece el negocio está involucrada en la inversión?

   Si el que ofrece el negocio no cree en él, ¿quién creerá?

Siempre he seguido estos consejos arcaicos y hasta ahora ni me arrepiento ni he perdido dinero haciendo inversiones llamativas, apetitosas y arriesgadas, simplemente me dedico cuando lo amerita, a analizar la propuesta imponiendo como valores estas sabias sugerencias y quiero señalar un aspecto criticado por mi persona siempre: no debes prestar atención a una recomendación de un ente no calificado para hacerlo, por ejemplo, siempre oímos, "ese tipo es tremendo carpintero" y el individuo que te lo dice no tiene ni idea de cómo se miden los valores de calidad al revisar un trabajo de esa profesión y mucho menos conoce los tipos de materiales y herramientas que se utilizan.

Por todo eso es que te recomiendo que la mejor opción al momento de correr una aventura financiera o económica es pensar claramente, utilizar la lógica para evitar los comportamientos que nos conduce la codicia o avaricia y usar el sentido común en la toma de decisiones, sabemos que no es cuestión de vida o muerte, solo se trata de dinero, sin embargo, como todos percibimos, para muchos, una mala jugada con nuestro patrimonio puede terminar costando la vida a uno mismo o a nuestra familia cercana, siempre hay que arriesgar cifras que no comprometan el porvenir ni la tranquilidad de nuestro peculio que tanto trabajo nos ha costado conseguir.

Como es de costumbre, todos los vendedores tienen un objetivo que alcanzar y normalmente ganan una comisión por la colocación de los productos y he allí el detalle, el verdadero cambio de valor moral, no importa qué estés ofertando ni a quien puedas perjudicar, lo que realmente interesa es el beneficio que con la comisión pueda recibir este ejecutivo de cuentas como suelen llamarse; además de ese tipo de personajes están también los amigos que suelen dar consejos muy importantes porque se la saben todas y están rompiendo el celofán en cada inversión que ejecutan, estos pueden ser más peligrosos y dañinos aún, muchos no han invertido ni un centavo, pero quieren demostrar que se ubican muy alto en la palestra y otros porque al parecer ni supieron dónde invirtieron, ni saben si tienen ganancias pero recomiendan el riesgo sin importar las consecuencias.

Cuando observábamos el panorama en toda América Latina nos percatábamos que una de las mejores inversiones eran los bienes raíces, lo normal era, comprar una unidad, oficina o vivienda descuidada o en mal estado, repararla, agregarle unos detalles y luego decidías si alquilar o vender, siempre recibiendo muy buenos dividendos de utilidad por revalorización en lo que respecta al bien mueble, mientras que en Norteamérica era todo lo contrario, compras una casa nueva, se deprecia de manera abrupta y terminabas entregándola como cuota inicial (down payment) por otra vivienda a donde decidías mudarte; las cosas y los valores esperados cambiaron radicalmente, por primera vez en muchos años en la mayoría de los países del tercer mundo invertir en una vivienda es correr un alto riesgo de devaluación importante, la vivienda adquirió un valor en dólares estadounidenses y el poder adquisitivo de la mayoría de la gente sigue funcionando en su moneda local lo que hace que el mercado o la clientela que consigas nunca pueda ofrecer lo que realmente pagaste al adquirir dicho bien sin contar que no puedes utilizarla para rentarla, ya que corres el riesgo de que el inquilino jamás quiera desalojar tu propiedad, apoyado por el estado. Por el contrario, en Norteamérica los principios y valores también fueron cambiados, no se sabe si por intereses influenciados por entes codiciosos cambiando totalmente el escenario inmobiliario en toda la región, las unidades de vivienda y oficinas comenzaron a revalorizarse en cifras desmedidas unos dicen que por afluencia de emigrantes de otras zonas del país huyendo de lo que significó el aislamiento de la pandemia, pero que como en toda nación subdesarrollada permanece la inclinación aun cuando la razón ya fue totalmente extinguida, allí vemos, como todavía podemos transformar valores con algo de publicidad y finalmente le cambiamos el concepto y lo llamamos tendencia.

Lo mismo sucedió con los vehículos, aunque todos sabemos que en toda América Latina es un verdadero lujo poseer un carro usado y es casi inalcanzable tener el atrevimiento de pretender adquirir un carro nuevo, sin embargo, en el norte no sucedía lo mismo, todo el que tenga un crédito puede sin dificultad alguna disfrutar de las bondades ofrecidas por el placer que significa usufructuar un auto nuevo y los que no posean registro de crédito (extranjeros, emigrantes, etc.) normalmente compraban uno usado e igualmente lo disfrutaban, la devaluación o depreciación de un vehículo era de tal calibre que la mayoría terminaba alquilando uno para no perder en poco tiempo en la negociación, de repente, de un día para otro todo cambió, los precios de los autos usados subieron desproporcionadamente y sin control, un fenómeno que solo ocurría en los países con muy bajo índice de poder adquisitivo, pero finalmente triunfó el mercadeo, la publicidad que todo lo puede y que se incrusta en las mentes de los que están (creen ellos) conduciendo el destino de otros y están convencidos de que ellos y solo ellos tienen el raciocinio y el intelecto suficiente para manejar cualquier situación, he aquí la victoria nuevamente de la mal llamada tendencia.

Antes de comenzar a hablar de otro de los nuevos valores de la inversión, quiero acotar un análisis importante acerca de estas nuevas herramientas financieras y que estoy seguro más de una persona no ha tomado en cuenta o simplemente no se ha percatado de algunos de estos pequeños, pero importantes detallitos con que caracterizan esas nuevas plataformas de inversión.

Lo primero que hay que aclarar es que todos sepamos realmente que es efectivamente una criptomoneda, palabra desconocida hasta ahora y que la respetamos actualmente como la mejor forma de invertir por la razón más importante que existe, es toda una tendencia; así la describen en todo el internet y cito (según Google) tal cual lo encontré: "Una criptomoneda es un activo digital que emplea un cifrado criptográfico para garantizar su titularidad y asegurar la integridad de las transacciones, y controlar la creación de unidades adicionales, es decir, evitar que alguien pueda hacer copias como haríamos, por ejemplo, con una foto."; ahora que todos conocemos el significado intrínseco podemos analizar esta herramienta (Moneda) financiera y poder saber cómo funciona, pero además hay que saber de dónde viene o cómo se crearon y reproducen, de igual manera investigué un poco en

Google y encontré textualmente esto: "data del año 2009 y nació de la mano de una persona o grupo de personas que se hicieron llamar Satoshi Nakamoto, quienes lograron crear el bitcoin bajo la tecnología blockchain, que ellos mismos inventaron. Al igual que el resto de criptomonedas, no existe ningún tipo de regulación para ella."; después de oír o saber todo esto hay que preguntarse ¿Cómo puede llegar a ser una tendencia un producto que nació tambaleante? No sé si me creen, pero entre la publicidad y la cantidad de individuos engreídos badulaques que nos rodean, pueden llegar a convertir en tendencia algo que se cae sobre su mismo peso y lo peor es que no hemos terminado de ver el final de esta historia.

Entre las cosas que he averiguado acerca de este tipo de moneda virtual y que me parece hasta muy gracioso es la manera de reproducirse, o sea, como crear más monedas, recordando que no hay ninguna imprenta, papel o metal que utilizar debido a que todo se trata de un instrumento que reposa en una base de datos en un servidor ubicado en cualquier parte del mundo donde no se sabe quién o quiénes la manipulan, pero que si se llega a revalorizar de manera exponencial debido a ciertos factores (valores) que estos maniobradores presentan a su conveniencia y que para todos esos arrogantes y por demás petulantes cuasi inversionistas, pretenden abarrotar el mercado financiero con un producto que carece totalmente de la lógica económica o contable cambiando totalmente los principios que han regido y que siempre se han mostrado como valores en las normas de crecimiento moral, humano, meritorio y de pensamiento de cualquier individuo que quiera ganar dinero a través de un esfuerzo personal y no por medio de un mecanismo capitalista fundado en una estafa.

¿Cómo se hace la criptomoneda?

A continuación, mencionamos los pasos para saber cómo crear una criptomoneda.

1. Elige un algoritmo de consenso. ...
2. Elige una plataforma Blockchain. ...
3. Diseña los nodos. ...
4. Establece la arquitectura interna de Blockchain.
5. Integra las API. ...
6. Diseña la interfaz. ...
7. Legaliza tu criptomoneda.

Esto realmente parecen instrucciones para la realización de un programa en cualquier lenguaje de programación y, en verdad me cuesta creer cómo un importante número de personas se han interesado en este tipo de negocio; es saber que estás actuando mal y seguir haciéndolo, es la justificación propia por ganar dinero fácil y sin trabajar, muchas veces no puedo creerlo, pero como si esto fuera poco, también salieron a relucir la venta en el mercado de ciertos servidores que ejecutaban el procedimiento expuesto anteriormente de cómo se crea una de estas monedas. Supuestamente estos servidores o computadoras muy robustas, contaban con la tecnología necesaria para convertir a cualquiera en un billonario en pocos meses y como la ambición, codicia y avaricia van siempre acompañadas de la falta de información, el desconocimiento y muchas veces de la ignorancia, muchos cayeron en este juego de convenios absurdos que con aplicar a medias mis consejos para aceptar un negocio, jamás nadie caería en las garras de estos individuos; lo cierto es que les narraré los antecedentes y cómo se planteaba el pacto, trato o contrato en sí, tomen en cuenta que los relatos que les voy a contar les sucedió a varios amigos míos, uno que otro me consultó, algunos ya habían caído inmersos en la estafa y otros hicieron caso omiso de mis advertencias y siguieron adelante con la emocionante aventura de hacerse ricos de un día para otro y mejor aún sin trabajar.

El negocio se planteó de la siguiente manera y fue creada una verdadera *tendencia* de la avenencia en sí, existían unas computadoras con un programa o software ya incluidos que llamaban normalmente servidores, estas máquinas tenían tres características resaltantes, la primera era que consumían mucha energía eléctrica y, por lo tanto, se recomendaba colocarlos en países del Tercer Mundo donde normalmente dicho combustible es gratis o más económico, la segunda se trataba de cómo ocultar el ruido que hacían estas excelentes computadoras, por lo que había que colocarlas en lugares cerrados pero con un buen sistema de enfriamiento, ya que su tercera característica era que generaba un calor excesivo; escudriñando e investigando me enteré de que en muchos países sub desarrollados, gente que vivía de la corrupción, narco tráfico, negocios con esos gobiernos, fueron los principales emprendedores de esta aventura financiera, montaron galpones o almacenes completos repletos de estos servidores en un proceso llamado hibernación de la moneda y lógicamente todos fueron estafados; a continuación les contaré lo que le sucedió a uno de mis amigos, me contó que él conocía a un tipo que le había contado todo referente a este lucrativo negocio y de inmediato le hice la primera pregunta:

—¿Ese señor está en ese negocio? a lo que me contestó:

—Si, él tiene más de 1000 computadoras en un pueblo cercano.

Le hice la otra pregunta:

—¿Las has visto?, —me respondió:

—Nó, pero me dijo que cuando quisiera fuera a observar y así aprendería más,

Al mismo tiempo me mencionó que ese tipo le comentó que el negocio era bueno con muchas máquinas o servidores porque cada uno hacía un promedio mensual de 384 Criptomonedas y por esta razón él poseía mil computadoras en sus instalaciones y que viendo esto, él había pedido y estaba esperando 200 máquinas más para la siguiente semana pero que como un favor, él podría dejar que mi amigo se quedara con 5 de ellas para que comenzara con el trabajo y comenzara de una vez a ganar dinero, le recomendé que se esperara hasta tanto visitara la sede donde ese señor tenía colocadas las 1000 máquinas, pero como era de esperarse, no me escuchó y le pagó $3000 americanos por cada servidor y los colocó en su propia oficina donde tuvo que hacer un gasto aproximado de $10.000, más entre el espacio a ser utilizado, electricidad, sistemas de enfriamiento y antiruidos para ponerlos a funcionar, cuando volví a hablar con mi amigo ya se había gastado alrededor de 250 mil dólares y no había conseguido ningún beneficio financiero hasta el momento, sin embargo como todo avaro enfermizo, continuó por varios meses experimentando para lograr alcanzar sus metas.

Recuerden que les dije que la manera más fácil de estafar a alguien es jugar con su avaricia. Todo esto unido al ego silencioso de una persona que no quiere demostrarle a su entorno que fue embaucado como un niño de la manera más estúpida, y que prefiere seguir perdiendo tiempo y dinero que dar su brazo a torcer; es que, además dejen que les explique esto y a lo mejor para muchos que todavía tienen fe en la veracidad y legalidad de una moneda virtual, la explicación es muy sencilla, esto aplica con cualquier moneda o baluarte utilizado en alguna parte del mundo: todas las monedas del mundo tienen un soporte que lo apoya y revela su verdadero valor, como el caso de las reservas federales de cualquier nación, pero no solo eso, para usted dar un dólar a otra persona tiene que habérselo quitado a alguien más y digo quitar literalmente, ya sea cobrando, vendiendo o robando, la contabilidad siempre tiene que cuadrar, para todo se necesita incluir un crédito por cada débito, la suma o cruce entre ambos siempre debe ser cero, el dinero no se procrea en una cuna, cueva, licuadora o computadora, se emite con un respaldo y luego va de mano en mano ejecutándose como trueques o cambalaches, tienen que entender estos conceptos para no dejarse engañar ni caer en manos de comerciantes inescrupulosos que pretenden de manera sencilla apoderarse de nuestros pocos peculios.

Una de las barbaridades de mayor envergadura que les está sucediendo a la economía viene a verse directamente relacionada con la tecnología, los principios y valores asociados para realizar nuestras compras han sido modificados de una forma áspera sin importar los efectos que ocasionaron. La mayoría de la gente se ha acostumbrado a no salir de casa para efectuar sus compras todo esto ayudados por los dispositivos existentes en el mercado para poder hacerlo. Antes, cualquiera se disponía a salir todo el día para hacer las compras de Navidad, por ejemplo, existía la posibilidad de probarse en el sitio y palpar libremente lo que gustaba o escogías para usar o regalar, los centros comerciales permanecían repletos, la gente se relacionaba y ¿por qué no?, hacíamos nuevos amigos o en una tienda conocíamos a la mujer o el hombre de nuestros sueños, bueno, cambiamos mucho y no nos percatamos que esta causa implicará los más aterradores efectos. Gracias a las compras en línea, estamos ocasionando que muchas empresas cierren sus puertas, lo que implica también que mucha gente quede sin trabajo. Muchos dirán: "pero es que no todo se puede vender en línea o por el internet". Tienen razón, pero, todos estos comercios igualmente son afectados directamente, porque por ejemplo, una heladería ubicada en un centro comercial o mall depende de la gente que visita a ese bazar y si todos compramos en línea nadie efectuará esa visita y por lo tanto esos deliciosos helados no se venderán y finalmente esa tienda cerrará sus puertas al público, como lo han hecho otras. Hay que hacer algo, no creo que la culpa sea de los que tienen sus productos colocados para ser vendidos de manera directa en una página web, ellos han invertido mucho dinero en sus plataformas para poder tener éxito en sus negocios, siempre he sido partidario y seguidor del capitalismo donde más gana el que más se arriesga y se esfuerza, la culpa realmente es de nosotros y si no controlamos nuestra modorra y temor de salir de nuestras casas y del confort para además ejercitarnos un poco caminando y respirando aire puro, muy pronto nos vamos a ver envueltos en situaciones incómodas observando cómo cierran la mayoría de las cadenas o franquicias en todo el mundo generando una tasa de desempleo enorme solo comparable con los índices de pobreza, y poco a poco nos sorprenderemos cómo menos gente puede darse el lujo de comprar en línea, induciendo a su vez de que las propias compras en línea disminuyan su consumo y ocasionando un colapso económico mundial.

Sería sensacional que las tiendas o franquicias aniquiladas por este fenómeno circunstancial abrieran de nuevo sus puertas. Han sido muchas a nivel mundial, gigantes y exclusivas, dedicadas a la comercialización de rubros únicos y de excelente calidad. Lamentablemente ahora el público debe conformarse con artículos chinos de dudosa calidad y procedencia, sí, ese es otro valor que ha sido sustituido por modorra y no queriendo pagar por un producto lo justo, compro un ítem más económico sin importar su calidad. Es cuestión de probidad, a muchos de nosotros no nos gusta dar un regalo comprado para salir del paso, y mucho menos recibirlo, pero lastimosamente sucede, claro siempre viene acompañado de una etiqueta para cambiarlo y fíjense que hasta ese valor cambió. ¿En qué momento llegabas a cualquier recepción con un regalo de mala reputación?, pues ahora todos lo hacemos, pero viene con la etiqueta de cambio.

Sabemos y muchos pensarán al leer estos párrafos, que no siempre es así y que esas empresas de Internet también generan empleos. Sí, pero recuerden que estas empresas son de carácter 100 % tecnológicas y por ende no requieren más personal calificado que el relacionado a esa ciencia, contratando solo lo requerido para mantener la plataforma funcionando los 365/24/7, mientras que una franquicia o cadena de tiendas convencionales contrata diferentes posiciones en una diversidad de localidades, ciudades, pueblos o países las tiendas en línea están ubicados en una sede principal desde donde manejan toda la logística y la operatividad por lo tanto, la cantidad de desempleados que genera el cerrar una cadena de tiendas siempre será superior a la cantidad contratada por una tienda en línea, el personal calificado será muy restringido y finalmente todos seremos empleados en los diferentes almacenes de estos grandes monstros del comercio ubicados a lo largo de nuestros países, como ni vamos a estar en la directiva, gerencia, supervisión o jefaturas, todos absolutamente etiquetaremos y cargaremos cajas y paquetes o simplemente trabajaremos como choferes para hacer las entregas a los diferentes usuarios del sistema. Se preguntarán o pensarán si soy una especie de profeta del desastre o que estoy viendo las cosas desde otra perspectiva sin lograr identificar realmente si existe o no existe algún problema, pues dejen que les cuente que he visto como desaparece un kiosco que vende sodas o refrescos y snacks en un centro comercial con tres empleados, uno por turno, reemplazado por una máquina expendedora (vending machine). Bueno, eleven esto exponencialmente y sigan haciendo los pedidos en línea, más temprano que tarde tendrás que llevarle su pedido a otra persona porque es el único trabajo que puedes conseguir.

Si no modificamos nuestra conducta y las nuevas costumbres comerciales, muy pronto nos vamos a ver envueltos en situaciones muy delicadas y que no vamos a poder resolver. Incúlquele, cámbiele esos valores absurdos a sus hijos y no caiga usted mismo en el error de seguir utilizando esas tácticas de negociación.

Capítulo III

POLÍTICOS

Todos sabemos que uno de los sectores más afectados en la alteración o cambio de valores es el plano político, sin saber cómo ni cuándo los protagonistas principales en el ámbito diplomático efectuaron comportamientos totalmente diferentes a todos sus antecesores del pasado, acabaron con las actitudes más puras y dignas de toda la clase gubernamental existente, enterraron la honestidad y rectitud heredada, poniéndole fin definitivamente a todo vestigio de honradez, lealtad, camaradería, voluntariedad y espontaneidad sustituida intrínsecamente por valores increíblemente no esperados por muchos, como la traición, la desigualdad, el personalismo y decisivamente el peor flagelo de todos, el mal llamado populismo.

Es mal llamado, porque se trata de un calificativo asignado a una persona como populista que significa populachero, el cual a su vez se denota como vulgar, tosco, ordinario, plebeyo o popular, pero que investigando más a fondo se ha introducido en el argot cotidiano como lo representan varias fuentes en Internet entre ellas Wikipedia con el siguiente concepto: "El populismo con una «significación peyorativa» es el uso de «medidas de gobierno populares», destinadas a ganar la simpatía de la población, particularmente si esta posee derecho a voto, aun a costa de tomar medidas contrarias al Estado democrático", lo que concuerda con la explicación antes mostrada.

Particularmente, pienso que lo peor y más dañino de esta plaga, fundada siempre en regímenes irregulares e incapaces y germinada a mediados del siglo XX, es la escogencia arbitraria de la clase social que va a ser afectada directamente, normalmente siempre es la de menores recursos y con muy poca o carente de alguna educación, aprovechando así el desconocimiento y escudándose en la ignorancia de la población en general. Estos maestros del disfraz crean nuevos valores a su propia conveniencia y además invierten totalmente al significado contrario el resto de los valores existentes para su beneficio, presentan lo bueno como lo malo y viceversa, como ven es discrepar y crear dudas sobre entre lo pérfido y lo apropiado, entre lo sutil y lo tosco y entre lo productivo e infructuoso, solo de esta manera logran confundir a los que los secundan y a sus opositores, lamentablemente acaban de una vez por todas con los principios y valores que sirven de base a cualquier sociedad.

Comparando las culturas, separando sus principios y moviéndonos alrededor del mundo para estudiar los diferentes y distintos valores, porque hay valores que difieren, pero que por civilizaciones son contradictorias, aunque no siempre nos percatemos por estar envueltos en nuestro común diario acontecer y los pasemos inadvertidos. Durante la Segunda Guerra Mundial, bajo los regímenes de una de las dictaduras más abominables de la historia, en Europa vemos como un nefasto desequilibrado soldadito logró cambiar los valores de su país y de más de una nación vecina e invadida con alocuciones largas que se inculcaban en los egos racistas de sus seguidores, causando arranques de adrenalina que motivaban euforias colectivas que no finalizaban de la manera más feliz para sus oponentes. Pensaron en borrar la historia quemando libros y opinando sobre los episodios de sus antepasados, y todos estos comportamientos los repetirían una serie de dictadores de pacotilla durante el siglo XX, perdurando hasta nuestro actual siglo XXI.

Al hablar específicamente del continente asiático, observamos que todos los valores permanecieron intactos a lo largo de los años, luego por la influencia política gubernamental se alteraron a conveniencia del mandatario de turno y sucedió en muchos de ellos la transformación inversa, la alteración de 180° viendo por completo al lado contrario, porque vamos a estar claros, estos movimientos dizque políticos no son más que un libreto escrito con adaptación directa a sus personajes que lamentablemente se rodean de personas peores que ellos que hacen que perduren en el poder para cuadrar sus propias aspiraciones.

En el continente europeo sucede algo muy simpático, cada país se rige por sus propios principios y con diferentes maneras de vivir, existen países donde se idolatran a sus reyes y príncipes y no hay por ahora ninguna intención a cambiar a esa monarquía por otro sistema de gobierno, hay otros en los que tratan de subsistir con regencias socialistas y no terminan de agarrar el rumbo deseado, hay otros con valores diferentes con una ética y una moral que cualquiera envidiaría, una disciplina intachable a la que mucha gente critica y otros elogian, pero lo cierto es que sus valores principales fueron prácticamente adoctrinados por influencia netamente política a través de la educación y fijando tendencias progresistas y ambiciosas.

Latinoamérica se caracteriza por ser la localización con más valores alterados en menos cantidad de tiempo, si bien es cierto que la falta de educación e ignorancia han sido punto de apoyo importante para que esto suceda, de la misma manera el poder político se ha encargado de ejecutar todos estos cambios de manera rápida y segura aumentando así la loca posibilidad de fracaso en el futuro de cada uno de los habitantes de estas tierras, aquí todo cambió, vuelcos de 180º y 360º para dejar completamente dementes y muy mal parados a los que hasta hace muy poco respetaban las normas políticas, económicas, sociales y morales, el motivo es simplemente seguir las normas del manual de cómo ser un dictador y sobrevivir al intento, lo bueno ahora es malo, lo malo ahora es la tendencia y el que no esté en esa onda simplemente no obtendrá ganancias, aún peor, correrá peligro en esta sociedad malévola.

Como antiguo habitante de esas hermosas tierras siento pena por todo lo que nos sucedió y está sucediendo en nuestra región y a todos nuestros vecinos, al hacer tendencia por conveniencia y pereza por ejemplo el no trabajar para recibir miserias del gobierno, querer acabar con el que tiene o ha fundado un imperio a costa de sudor y esfuerzo en el trabajo, un alto grado de resentimiento hacia todo lo que funcione bien, inclusive todo esto ha sucedido en el seno de muchas familias las cuales hace algunos años permanecían unidas y en la actualidad viven separadas por diferencias políticas que en muchos de los casos ni siquiera tienen contacto directo con ningún ente gubernamental.

Afortunadamente todo cambió, decidí abandonar mi país no solo por el régimen autoritario existente sino también la decidia y el resentimiento que se apoderó de casi toda la población, los valores repetidos del "ponme donde hay" y la mentira fundada de la lucha social que generó un resentimiento inducido por los caudillos disfrazados de una especie de profetas historiadores que se aprovechan de la ignorancia no solo para cambiar valores sino que además, pretenden cambiar acontecimientos auténticos a su antojo para su conveniencia, por estas razones, por la inseguridad, la ausencia casi total de los servicios públicos básicos y el loco tergiversamiento de los valores, abandoné el tercer mundo y el sub desarrollo tomando personalmente inclusive un giro escabroso a mis costumbres y decidiendo cambiar mis valores para adaptarme al estilo de vida del que mucha gente acepta como el país más poderoso del mundo y donde se extirpa toda la condición petulante del primer mundo.

Bueno hablemos ahora de otra localización mundial, actualmente es mi residencia y por lo que siempre supe, normalmente por tradición sus valores no se alteraban y uno podía de alguna forma planificarse futurísticamente, dejándose llevar por su hábito o estilo de vida sin morir en el intento; recordemos que estamos abarcando el ámbito político y señalo esto porque apenas llegué, me sorprendió una elección presidencial donde uno de los candidatos se reelegía y el otro pretendía su puesto, sorprendentemente me percaté que ellos no mostraban sus virtudes personales, insistían solo en resaltar los defectos de su oponente, no sé, pero eso me parecía ya haberlo visto en la hondonada de donde yo crecí, no se trata de lo bueno que soy para ejercer un cargo o posición gubernamental, se trata de que soy menos malo que mi opositor, la política y sus tendencias populacheras estaban haciendo de las suyas inclusive en el primer mundo, después de sufrir con esta elección sin derecho a redención debido a que aunque siempre estuve como emigrante legal todavía no legítimo para poder votar, bueno, pero el que ocupaba el puesto fue reelegido, ya se notaba la parcialidad de algunos medios de comunicación y su notable inclinación a los diferentes partidos políticos; pues pasaron los años y vi aflorar el verdadero descaro en la falta de valores entre los candidatos, se acusaban mutuamente hasta de diabólicos con un franco lenguaje satánico hasta el punto que los seguidores de los distintos postulantes realmente temían por su seguridad personal si acaso llegase a ganar X aspirante, inclusive cuando ganó uno de esos candidatos, muchos pensábamos que sería un verdadero tirano, lo que realmente no sucedió, pero cuando quieres hacer que algo sea tendencia, publicita bien y de esta manera cambia valores e insértalos a todos los involucrados; después de todo esto han seguido pasando cosas en las que no quiero profundizar por no tratarse del tema al que nos queremos adentrar, pero, como en el amor y en la guerra todo se vale, además, la política es significamente una guerra, una que no acaba jamás, de hecho, diplomático que no está en guerra o la abandona, lo más seguro es que tenga sus días contados como gobernante, por estas razones tocamos algunos aspectos relacionados.

El problema con la política es que es lo más parecido a querer surgir como persona influyente (Influencers) en las redes sociales, porque lo único que realmente les importa es obtener tu apoyo para ganar las elecciones para luego descaradamente no prestarte nunca más atención, como pueden ver este valor como tal no ha cambiado a lo largo de la historia de la humanidad, siguen siendo los mismos y todos se comportan y respetan esos valores egoístas, egocéntricos y maliciosos, a fin de cuentas, de eso se trata la "Diplomacia" y siempre le darán más importancia a un voto o un me gusta que a tus problemas reales, hacer que una persona llegue a ser un famoso político o influyente es utilizar el mismo mecanismo para lograrlo, es simplemente ser engañado y manipulado por ellos, en fin, al parecer esa es la tendencia, como ven todos terminamos aceptando la convicción popular y no la razón como era de esperarse.

En honor a la razón, a las costumbres y a sentimientos honrados, siempre debemos recordar que cada quien posee derechos personales adquiridos con su esfuerzo y trabajo durante toda la vida, como ciudadano otorgados por la nación, país o estado donde resida y como ser humano dignificados a través de los años por la sociedad, pero no hay que olvidar que también tenemos deberes, unos con los que nacimos y otros que nos impusieron, pero lo cierto de todo esto es que debemos considerar, saber y honrar el hecho de que nuestros derechos se acaban o terminan donde empiezan los derechos de otras personas o simplemente donde comienzan nuestros deberes, existen normalmente derechos que sobrepasan a nuestros deberes y lógicamente viceversa; tenemos que estar conscientes de que de la misma manera que tenemos ciertos derechos adquiridos, los demás también lo tienen, además, es indispensable que conozca mis deberes y cumplir con ellos a cabalidad para poder auto considerarme un ciudadano integral, no basta con cumplir nuestros deberes como ciudadano, padre, esposo, hijo o amigo si al final no le colocamos algún limite a nuestros derechos, no confundamos la libertad con el libertinaje ni la alegría con la euforia, existen diferencias en esas actitudes, para que algo te pueda salir bien o puedas cumplir cualquier objetivo debes contar con la actitud y la aptitud para lograrlo, no te corrompas utilizando las debilidades de otros, todos sabemos que aunque existan personas muy malas en el mundo eso no garantiza que tú seas bueno, quien sabe si mejor que ellos o ellos peor que tú, pero no por eso seas bueno.

Siguiendo en el plano correspondiente, o sea la política, hay que entender el cambio estructural que se vislumbra en la sociedad por las tendencias, como todo buen dirigente y buscando su beneficio personal observamos como los movimientos revolucionarios (utilizo esta palabra porque por tendencia al hablar de revolución se interpreta como revuelta, insurrección o rebelión, mi uso principal es como modificación, transformación o innovación) se dedican a levantar o exaltar resentimientos ocultos en la población y que terminan perjudicando a toda la sociedad involucrada en los hechos, un buen ejemplo de todo esto lo vivimos con la llegada de Fidel Castro al poder en Cuba, ellos se vanaglorian por finalmente haber ganado la lucha contra Batista quien fue presidente de esa nación de 1940-1944 y luego como todo buen rufián, decidió ser dictador del 52 al 59; lo que realmente pasó es que los Estados Unidos decidieron retirarle el apoyo y este bandido optó por huir del país lo más rápido posible y así se le dejó el camino libre a los guerrilleros para la toma del poder. Posteriormente sucedió lo que muchos temían, tomaron la justica en sus manos, permitiendo que el Che Guevara actuara como juez y verdugo siendo extranjero, el pueblo reclamaba a la dictadura derrotada, alfabetización, no lucha de clases sociales, sanidad e igualdad de género, se perpetuaron en el poder y con el uso de alteraciones de valores no han podido derrocarlos; otro más reciente, es el Frente Sandinista en Nicaragua. Tras de haber derrocado a Anastasio Somoza del poder, reclamaban alfabetización, no discriminación de clases, sanidad e igualdad de género. Por cierto, obtuvieron el poder y luego, como partido político establecido en 1983, lograron ganar las elecciones en 1984 con el 67 % de los votos. Después de muchas advertencias de los cubanos y nicaragüenses, los venezolanos decidieron elegir como presidente a un renegado militar inculto que ofrecía entre otras cosas alfabetización, igualdad de clases, salud y bienestar e igualdad de género, ¿se les parece a algo esta oferta? Todo se orquestó para derrocar al presidente constitucional de la república, donde estuvieron involucrados políticos, medios de comunicación, algunos militares infiltrados y, por supuesto, el partido comunista mundial. Lo demás es historia, estos casos son el típico ejemplo de hacer que se ponga de moda una tendencia y luego aprovecharse de ella, lamentablemente para todos, cuando la piedra grande cae al agua todos quedamos salpicados y hasta bien mojados.

Pero los Estados Unidos no está al margen de estas tendencias, vemos como se alteran los valores a conveniencia de los involucrados, es el mismo país donde vimos como un exjugador de futbol americano asesina a su esposa y amante y luego de una serie de sucesos es dejado en libertad, esta es la nación donde las vidas de los negros importa (Black Lives Matter), ¿acaso la de los blancos NO?, donde pudimos apreciar en varios estados del norte como destruían propiedades de otros ciudadanos en nombre de la justicia, es la república de la igualdad de género y la inclusión donde LGBTQIA+? significa estar en la honda, hemos visto escuelas, ciudades y playas para homosexuales, pero ¿vemos alguna acaso para heterosexuales?, como ven todo es usado para el beneficio del que requiere tu apoyo, lo que hay que hacer es romper o quebrantar los valores y hacer que se vuelvan tendencia para lograr sus objetivos y simplemente nosotros apoyamos y validamos este tipo de comportamiento, particularmente no pueden llamarme racista, vengo de una tierra donde esa palabra prácticamente no existe, de hecho, tengo hermanos más oscuros que muchos de aquí y en mi familia actualmente transitan como muy queridos unos cuantos homosexuales y algunas lesbianas sin que eso afecte el quehacer cotidiano de ninguno de nosotros; hay otros temas tocados como para debatir políticamente hablando y que no tienen que ver con la personalidad o virtudes de algunos candidatos, pero son argumento requerido para discusiones acaloradas y poder desviar la atención y no mostrar la realidad de la mala calidad de los involucrados en la contienda; uno de ellos es el aborto, se pierde tiempo y dinero en todas las sesiones tanto del congreso y de la cámara baja y en cada una le hacen un cambio o "mejora" a las resoluciones o leyes sin que tenga alguna relevancia en el núcleo del problema; otro de moda es el tema de las armas, discuten sobre el porte de arma y acusan directamente que lo sucedido en diferentes oportunidades y en diferentes lugares del territorio nacional, tiene que ser discutido y cambiado donde cada individuo tiene una solución radical cuando todos sabemos que el real remedio para este dilema es la educación de los ciudadanos y cambiar a la medida de lo posible, el comportamiento de los padres hacia sus hijos, difundir el amor y el respeto como norma en los hogares y no permitir por ningún motivo que las mal llamadas tendencias se adentren en el seno de las familias, un joven no debe usar tatuajes ni piercing porque los demás lo usan, supuestamente debe tener una personalidad que deberíamos forjar o jamás controlaremos la tendencia de dispararle a otras personas para hacerse famosos o llamar la atención, en fin, soluciones hay muchas y todos tenemos un grano que aportar para buscar la más indicada, pero, lo cierto es que los políticos ya se dieron cuenta de lo estúpidos que somos y como nos gusta discernir sobre algunos temas y más que todo, mostrar que somos los sabelotodo del grupo mientras que la diplomacia se llena de dinero y termina no resolviendo ni un solo problema importante en la sociedad, lo cual es su trabajo y debería ser su objetivo principal, como se pueden haber percatado, esta división de valores es la que menos ha cambiado en la historia de la humanidad y con todo respeto a los gobernantes honestos, para mí y para muchos, ser político es sinónimo de mentira y de gente que germinó con sus valores ya alterados.

En todos los países socialistas y aún más en los comunistas, cambian los valores a capricho de sus mandatarios sin que nadie ni nada pueda interponerse a su arbitrariedad, por ejemplo, en mi tierra uno de los fabricados caudillos de pacotilla, cambió el icono del escudo nacional, el nombre del país y hasta la hora dándose el lujo de estar en la misma zona horaria de otros países y tener una hora diferente, lo que este mequetrefe no sabía es que con estas actitudes promueve inconscientemente una pérdida de identidad a la mayoría de la población y por tanto un rechazo brutal por parte de sus seguidores, a esto sí se le llama una imposición de valores. Solo los más pequeños, que no tuvieron la oportunidad de conocer lo acontecido, estarían aceptando esos valores sin siquiera chistar.

En Cuba, por ejemplo, se ejecutaron cientos de inocentes en nombre de la revolución con el apoyo y la euforia colectiva por haber alterado los valores y convencer a los ciudadanos comunes de que los ricos los estaban explotando y había que salir de ellos; en todas estas naciones donde se practica esta forma de vida, la moral, la justicia y las buenas costumbres se han reemplazado por la modorra, la anarquía y la viveza criolla, normalmente observamos como muy poco porcentaje de la población piensa en trabajar mientras la gran mayoría pretende cobrar sin hacerlo, se promueven las oportunidades por referencia y se vive un estado de angustia total a quien no quiere ser uno más del montón, recuérdenle a un cubano común la palabra *resuelve*, su significado literalmente es métete en una cola o línea no importa el largo o el tiempo que pases en ella, solo recibe la limosna del régimen.

Hay muchos países europeos y asiáticos donde el socialismo o el comunismo ha entrado para quedarse, pero hablemos del principal, de la raíz, hablemos de la madre Rusia; específicamente en esas latitudes podemos observar el cambio de patrones y valores introducidos a lo largo de la historia a esta pobre gente quien además de tener que luchar contra los zares, la incomodidad del terreno y contra la terrible temperatura fría, ahora tienen que enfrentarse a esta forma de vida tan peculiar y que termina relegando a todos los componentes de la sociedad a excepción de sus gobernantes, la muestra *sine qua non* de que el sistema fracasó fue la desaparecida Union Soviética (1922-1991), la cual, convenció a toda la humanidad de su poca viabilidad y absurda operación a excepción de los que gobernaban en ese entonces, bueno a final de cuentas como que ya no le importaba a nadie; en varias oportunidades he leído algunas entrevistas realizadas a varios espías rusos, según estos individuos la base de sustentación de esta administración para mostrar al mundo se fundamentaba en la mentira, una ficción producida para hacer creer al mundo que se contaba con un poder extraordinario que se trataba de un estado de gobierno omnipotente y que se poseían recursos más allá de lo pensable, todo esto lo tiran a tierra estos antiguos agentes de infiltración, a lo largo de toda la estadía del sistema y que, analizándolo bien ahora estoy de acuerdo, con ellos, más aún al ver como al hacer gala de todo su poderío y vanagloriarse de sus dotes como nación, no han podido terminar la guerra con un enemigo ínfimo como Ucrania, y peor aún, todavía está muy lejos la derrota de este pequeño pero valiente país.

En muchas oportunidades he pensado igual o lo mismo de los Estados Unidos (refiriéndome a la falsedad de Rusia), aunque es ahora mi nación y realmente me siento a gusto como ciudadano norteamericano, no puedo dejar por alto ni darme por desentendido de cómo se han doblegado ante los regímenes de Cuba, Nicaragua y Venezuela, permitiendo además que puedan ocupar plazas en Argentina, Perú, Chile, Bolivia y ahora Colombia y Brasil, realmente dan mucho que pensar o es que realmente no es tan poderoso como se ha creído o simplemente los valores de quienes ahora son nuestros gobernantes cambiaron y se inclinaron a respaldar este tipo de absurda, difícil, egoísta, populista y tiránica forma de vida. Lo cierto es que si no logramos hacer que nuestra amada nación, cuna de la democracia en el mundo e icono del capitalismo universal, continúe siendo de este modo, realmente agradecería que alguien me sugiera un lugar a donde marcharnos a comenzar de nuevo.

Este tipo de valores definitivamente no ha cambiado nunca, comúnmente los políticos son egocentristas, populistas y basan su comportamiento en el engaño y la mentira, upa, ¿esto se parece a algunos comportamientos que estamos observando actualmente?, jajaja es un chiste.

No hay nada más falso y repugnante que una promesa política y un sueño creado atravesando los linderos gubernamentales, sin lugar a dudas esta rama debe cambiar sus valores para que en un futuro alguien les pueda creer y no tener que pellizcarlos cuando mueran para confirmar la defunción.

Capítulo IV

ALIMENTICIOS

Para los que vivimos la vida moderna y buscamos el método más indicado para que a través y conformando nuestra alimentación, podamos obtener estos tres resultados específicamente como lo son: la salud, la apariencia y la economía, o sea, estamos hablando lo que perseguimos como nuestra meta o logro esencialmente es comer algo que sea muy sano, que no afecte la salud, que tampoco haga que subamos de peso y que no desvirtúe nuestra presencia manteniéndonos atléticos y que, además de todo eso, nos cueste poco y nos salga barato; así hemos terminado últimamente alterando los valores en el ramo alimenticio, aunque no sabemos si todo lo que estamos haciendo es lo correcto, pero en este tipo de valores lamentablemente las tendencias son las variables que están marcando pauta en este ámbito.

A través de los tiempos hemos vivido con tendencias diferentes, todos recordarán cuando la azúcar era un lujo y solo los que podían, disfrutaban de esta opulencia en tortas, helados y todo tipo de postres sin dejar fuera las bebidas gaseosas que servían de complemento alimenticio y acompañamiento en cada comida de cada plato de cualquier ciudadano en el mundo, pues el dulce se transformó y comenzaron a llegar sustitutos de la azúcar hablando siempre de un beneficio saludable, un porcentaje muy alto de la población comenzó a reemplazar ese veneno blanco por los edulcorantes, productos mercadeados siempre no dando sus beneficios, como en la política, hablando mal de su competencia, en este caso la azúcar, decididos a acabar con la distribución de la caña a nivel mundial, la describían como una ponzoña y aparecieron varios productos en el mercado, algunos todavía los consigues en los mostradores de los supermercados, y otros desaparecieron del horizonte mercantil, ya sea por no haber logrado aceptación o por llegar a ser aún más dañinos que la misma glucosa. Lo cierto es que nadie puede decir en este momento si realmente si al consumirlos vamos a conseguir algún rendimiento con su consumo y ojalá no sea que dentro de 10 años determinen que causaron más daños que la pócima original, hay que recordar que durante tres décadas se consumió sin control alguno el azúcar en todas sus presentaciones.

Siempre tomemos en cuenta que los valores cambian por tendencias publicitarias y manipuladas por el interés o beneficio de terceros, no solo con los dulces sucede la alteración de esos valores ha ocurrido también con las grasas; para cualquiera no es un misterio o ha sido de costumbre saber que consumir mucha grasa es dañino para nuestra salud, que obstruye nuestras arterias y que contribuye a la obesidad, bueno ya esta mala publicidad cambió, en estos momentos nos disparan por las redes sociales y medios publicitarios con dietas con un alto contenido de grasa, claro nos hablan de grasas no saturadas, solo grasas buenas cuando anteriormente solo oíamos que las grasas todas eran malas; entre las dietas más famosas se encuentra la "KETO" (dieta cetogénica, basada en altos consumos de grasa y bajos consumos de carbohidratos) y realmente tengo muchos conocidos que se han dejado convencer y cambiaron no solo su alimentación sino también su estilo de vida; como todos los demás valores alterados, este es uno de los que sabremos sus resultados varios años después de que pueda haber brindado algún beneficio o por el contrario causado daños irreversibles en la salud de los ciudadanos que se atrevieron a seguir sus pasos.

Al igual que la azúcar, a los carbohidratos los están publicitando como un verdadero veneno para la salud, sin embargo, si investigan un poco acerca de los puntos azules en el mundo, notarán aspectos contradictorios a los que muestran estos nuevos aprendices de entrenadores (Coachs) en los medios publicitarios y redes sociales, la mayoría de estos fanáticos de dar consejos y de dictar tendencias no tiene una explicación científica o por lo menos lógica de lo que le recomiendan que hagan a sus seguidores; los puntos azules mundiales son los sitios en el mundo donde la población cuenta con los mayores índices de longevidad, existen sitios en nuestra tierra donde el promedio de vida es de 98 y hasta 100 años y en la mayoría de estos sitios los factores de calidad de vida y longevidad no tienen que ver con la dieta, de hecho, en casi todos consumen muchos carbohidratos como plato principal en su menú cotidiano y sus pobladores no solo mueren muy ancianos, sino que también lo hacen estando muy activos y con una apariencia que para su edad la llamaría excelente.

El ser humano no se cansa de buscar soluciones milagrosas a sus problemas y la gordura y la amorfa física no es una excepción, cuando nos vemos pasaditos de peso lo más lógico es que busquemos tomar una acción rápida y eficiente para perder unos kilitos o unas cuantas libras, pero claro cuando nos plantean que tomando una pastilla 5 veces al día, nos hablan de una dieta nueva que puedes comer de todo o nos muestran una máquina que utilizándola sin esfuerzo alguno podemos perder mucho peso en tiempo récord, esta es la opción más sencilla e indicada para solucionar nuestro pequeño problemita de cuerpo desproporcional, es así, las personas influyentes (influencers) y la publicidad engañosa no están aportando nada para solucionar tu problema, simplemente están tratando de solventar sus problemas económicos y no contribuyen a tu beneficio, debes estar claro y como lo dije en otro capítulo, haz la prueba de la verdad, pregúntate ¿por qué a mí?, ¿a cuánta gente ha beneficiado?, ¿es esto verdad?, simplemente date cuenta de que ni un solo problema se soluciona tan rápido y sin esfuerzo, come menos, combina y balancea los alimentos, haz ejercicios y lleva una vida feliz.

Por otro lado he visto (en su mayoría mujeres) como por dejadez o descuido, a medida que va pasando el tiempo su cuerpo se va deformando, no hacen nada para impedirlo, consiguen excusas por doquier como por ejemplo: "es que tuve un hijo, creo que tengo algo en la tiroides, no tengo tiempo para hacer ejercicios", etc., y terminan practicándose una cirugía de alta complejidad y muy riesgosa, afortunadamente por la pericia de los médicos muchas quedan muy bien, bueno muy bien en lo que pueden hacer los médicos con ese cuerpo deformado por las grasas y la celulitis. Como otras alternativas se operan el estómago o se hacen un *bypass* gástrico y lamentablemente tengo varias amigas y familiares fallecidos por efectos secundarios de estas operaciones, muchas veces innecesarias, donde solo falta un poco de voluntad y optimismo para hacer las cosas sin arriesgarse a todas las venturas que implica una decisión tan abrupta para solo cambiar de apariencia, porque definitivamente de eso se trata, cambiar la imagen con que nos ven, para que de hecho me vean bien cuando muchas veces quedamos peor que como estábamos, pero sin ningún esfuerzo o sacrificio, es realmente lo más cercano o parecido a un milagro divino otorgado por Dios.

Lo peor que nos pudo pasar fue haber oído alguna vez de estas tan elaboradas dietas o formas de alimentarse, desde las mal llamadas leches como de almendra, soya, semilla de merey (cashew), entre otras, hasta los alimentos con poco o sin gluten, las dietas de comer 7 veces al día, la dieta Keto, beber 8 litros de agua al día y andar por toda la ciudad con ganas de ir al baño, tomarse un jugo de limón al despertar para que puedas sentir la acidez estomacal con más eficacia, tomar pastillas de magnesio o de echinacea que son buenas no sé para qué, pasar la vida como mucha gente que llega al supermercado a leer todas las etiquetas de los productos a consumir para saber si tiene algún producto de los que estos maniáticos enfermizos de la alimentación nos han influenciado y pierden media vida en esas labores, pagar más en los totales de compra en cualquier tienda por productos marcados como naturales, de hecho ya hay una división en los mercados porque los dueños de estos establecimientos ya se percataron que la gente paga un precio alto solo porque digan que son naturales u orgánicos, pagar hasta el doble de precio por huevos porque en el cartón que contiene la docena, dice que las gallinas andaban sueltas y libres en la granja o en el patio de la casa del que las cuidaba, en fin cuanta tontería y cuanto bombardeo de publicidad cuando en realidad lo que verdaderamente importa es que seamos sensatos con la cantidad al comer, evitemos el sedentarismo, durmamos bien y hagamos ejercicio la mayoría de las veces que podamos, todo lo escrito en este capítulo a lo mejor dentro de 10 años ya estará pasado de moda y los publicistas buscarán otra forma de sustraer nuestros ahorros cambiando o alterando una vez más nuestros valores alimenticios y digo pasados de moda porque cada día aparece una nueva tendencia que descalifica la anterior.

La mayoría de las personas que representan o se hacen seguidores de estos hábitos, lo hacen porque tienen un problema de sobrepeso, adicción a la comida o mal formación en su cuerpo (llámese mal formación a desproporción de sus piernas, brazos o barriga) y termina actuando como enfermo terminal, quiere decir que prefiere creer que algo más le está haciendo daño y por ende está obeso no percatándose que su problema es personal y que solo debe cambiar su forma de comer, beber y hacer mucho más ejercicio, por eso, gordito no te dejes engañar y vuelve en ti, acepta el error y comienza a hacer lo que se debe hacer para que al final puedas ser feliz.

Vivan su vida, disfruten y hagan lo que se les plazca, recuerden que después que nos despidamos de este mundo nadie nos podrá ayudar ni nos dará nada más que unas cuantas flores y un pequeño puño de arena.

Capítulo V

LOGROS INDIVIDUALES

Hablando de logros individuales, los valores fijados de las nuevas generaciones han venido cambiando vertiginosamente, comenzando claro desde muy temprana edad, como lo explicaba en el capítulo de los infantiles y adolescentes, donde a los niños se les premia en una competencia, aunque solo consigan el último lugar fracturándole de una vez cualquier aspiración que pueda desarrollar en el futuro por esa actividad o tarea asignada, todo en nombre de poder ser inclusivos; cuando vemos este tipo de formaciones ya podemos saber o por lo menos imaginarnos qué futura actitud tenga este individuo en el futuro, aunque al desenvolverse pueda demostrar aptitud en cualquier asignación, de esta manera podemos ver cómo la alteración de estos valores puede causar efectos irreversibles en el porvenir de la humanidad.

Remembrando costumbres y valores del pasado observamos que la mayoría de las familias sembraba los principios en cada muchacho que a su vez servía o se deslumbraba como una sana competencia, estudiar y obtener buenas calificaciones (por lo que normalmente eras premiado), salir de bachillerato (*High School*) si querían trabajar simplemente lo hacían, caso contrario cursaban una carrera técnica o asistían a la universidad donde te graduabas, muchas veces con honores y luego podías aplicar a cualquier trabajo donde hacer carrera y donde formar un ulterior próspero, esos eran los valores transmitidos de los padres a sus hijos, principalmente y objetivamente hablando, igualar o superar a tu predecesor, tener una buena herramienta para trabajar y con esto poder asegurar tu posterior modo de vida y el de tu próxima familia, todo esto cambió de manera repulsiva y asombrosa; cuando entrevistamos a cualquier adolescente y dependiendo un poco de su país de origen, observamos conductas de por sí totalmente desvirtuadas a esta normal realidad, entre ellas voy a colocar un ejemplo de una entrevista a un famoso actor español donde de manera categórica y sencilla compara los valores o aspiraciones de un joven de España con un Norte Americano; en dicha entrevista este actor pone en tela de juicio la actitud de la juventud española citando que en su propia familia ha preguntado a sus jóvenes sobrinos y familiares sobre sus pensamientos y aspiraciones venideras por lo que la respuesta más trillada fue la de "estudiar lo menos que se pueda, conseguir un empleo en cualquier organismo público o gubernamental y tratar de jubilarse antes de los 40 años para luego descansar y viajar", luego habló de su experiencia en América y que en un evento de entrega de premios del cine, tenía sentado a su derecha un señor que no conocía y que no tenía ni idea de que estaba haciendo ahí, después de un rato no aguantó más la curiosidad y le preguntó que si él era algún actor famoso y que le perdonara por no conocerlo a lo que aquel joven respondió "oh no, yo solo soy el dueño de una empresa que se llama Uber", impresionado y admirado lo elogió, a lo que el empresario acotó, "Si es cierto ahora soy un millonario, pero pasé más de 10 años luchando por triunfar, pasando hambre y penurias, quedé en bancarrota varias veces, pero al fin lo logré", al finalizar la entrevista este sabio actor de cine sugirió "No se puede construir una nación con aprendices de jubilados, hay que arriesgar, luchar y emprender para poder salir adelante", para mí, palabras sabias, desde ese momento admiro mucho a este artista consagrado por demás y comparto esos valores, no podemos creer que las cosas nos van a llegar solas ni mucho menos pretender que otros las consigan para nosotros, debemos luchar por lo que queremos y no conformarnos con migajas que nos dé la vida o que nos facilite cualquier gobierno del mundo, tenemos que sembrar en cada uno de nuestros hijos y familiares todos estos principios de integridad y no

En cada uno de los comportamientos de los jóvenes actualmente podemos apreciar varios factores importantes que a su vez actúan como variables intervinientes o indicadores de conducta, entre ellos podemos seriamente palpar la ignorancia, la falta de experiencia, la poca educación, el desconocimiento casi completo de cultura general y el peor de todos los males al momento de la toma de decisiones, la inmadurez; toda este ingesta y mezcla de factores, variables e indicadores solo pueden apuntar a un rotundo fracaso pero que en su propio oscurantismo no llegan a percatarse ni a entender lo evidente, seguro y cercano que se encuentran del descalabro.

Muchos, si no la mayoría de nuestros jóvenes, viven una especie de realidad virtual sin posibilidad de regresar o salir de ella y sin ninguna esperanza de que recapaciten al respecto, son esclavos de la consulta en línea y solo obedecen a lo que se consiguen en las redes sociales; una de las experiencias más importantes como seres humanos es la comunicación interactuada entre seres vivos, este roce con otras personas, cosas o animales es de vital importancia en la sana salud mental de cualquier individuo y lamentablemente nuestros muchachos están cada vez más separados de vivir o pasar por estas experiencias.

No puede haber un logro individual donde no hay preparación, estudio y aprendizaje, las cosas no se captan y se prueban en un video o en una consulta en línea, todo esto hay que vivirlo en carne propia, cuando oigo a un joven decir que no va a seguir estudiando porque él va a ser un influyente pierdo las esperanzas de ver algún adelanto en la sociedad, al menos en corto tiempo; ustedes pueden imaginarse una pandemia como la que pasamos donde no contemos con médicos, enfermeras, bomberos, policías y otras profesiones de primera importancia, cuando cualquiera se sienta mal tendrá que consultarlo en línea o llamar a un influyente.

Definitivamente, tenemos que dar un paso atrás, volver y alentar la competencia, avivar el estudio y la lectura, lograr que nuestros hijos no vean héroes donde no los hay, lo cual es fácilmente comprobable sin tener que caer en discusiones ni en pérdidas de tiempo familiares, debemos tomar el control de la situación antes de que se vaya de nuestras manos, no podemos permitir que los políticos o cualquier persona con aspiraciones e intereses mezquinos cambien los valores de la sociedad por su propia conveniencia obteniendo su propio beneficio y respaldo de la población.

Ser un productor de vídeos o una persona influyente podría ser una alternativa importante para una persona de bajos recursos que pretenda obtener fondos para poder costearse su carrera universitaria y de esa forma salir adelante y ayudar o colaborar de alguna manera con la sociedad, dejar el mundo mejor que como lo encontramos, esa es la idea, hasta los momentos no se conoce de ninguna persona que ostente estos cargos y que haya ayudado a alguien o salvado alguna vida, todo lo contrario muchos de ellos carecen de la educación, cultura o preparación para dar un consejo o simplemente servir de ejemplo a cualquier grupo de individuos que los sigan, son una moda, son eso... una tendencia, quiere decir que es solo un producto de una implacable publicidad, porque no quiere decir que su publicidad y mercadeo sean buenos pero si constantes, penetrantes e invasivos, con esto tratan de influir sobre mucha gente que lamentablemente cae en sus garras y terminan dándole más importancia muchas veces más que a sus vidas, como padre mi primer valor como logro individual es tratar de evitar que mis hijos sean absorbidos por esta plaga digital que nos ha obsequiado la tecnología y que de una manera invisible pero efectiva está acabando con la capacidad de ambición y superación de nuestros jóvenes, solo nosotros podemos sacarlos de este laberinto donde han entrado.

No pueden existir logros donde no hay una meta trazada y lamentablemente dudo mucho que nuestros muchachos sepan lo que es una meta o un blanco a obtener (*target*) así que solo dedícate a cambiar la forma como nos ven, que ya es suficiente, y no discutas con una bestia que solo sabe buscar en Google lo que le conviene.

Capítulo VI

ARTÍSTICOS

Todavía recuerdo cuando solo era un adolescente y en una cita con mi primera novia, la invité a ver al artista número uno en mi país que estaba al tope de la popularidad y gozaba de la mayor de las famas obtenidas por artista alguno en nuestra nación, también recuerdo que tuve que trabajar con mi padre durante tres semanas para poder conseguir el dinero para la compra de las entradas a ese concierto, era en un sitio cerrado cada quien en su mesa y ese gran artista nos haría delirar con sus éxitos, aunque no viene al caso, mi novia me mintió y no asistió y para no perder las entradas invité y asistí al evento con mi hermana; para mí y mi acompañante fue alucinante oír la bella voz de aquel cantante y mi hermana como abobada, veía y se deleitaba de su carisma cuando pasaba al frente de ella interpretando sus éxitos, no voy a nombrarlo, pero ese señor nos regresó con creces cada centavo que nos habían costado los tickets de entrada con la majestuosidad de sus interpretaciones, cantó por aproximadamente dos horas y media, además al final nos agradeció a cada uno de nosotros por haber asistido a su concierto y tomarnos el tiempo de escuchar sus interpretaciones.

Estos eran los valores lógicos que cualquier ser humano hubiera esperado al invertir cierta cantidad de dinero y tiempo para poder distraerse y pasar un rato agradable viendo y escuchando a cualquier artista en la rama que sea; todo esto ciertamente cambió de manera escabrosa y repugnante, de hecho, acabo de asistir a un concierto en un teatro de un cantante español y me sentí estafado, las cosas han cambiado demasiado para poder disfrutar de un espectáculo al cual uno le invierte mucho dinero y tiempo, porque desde el momento que sales de casa hasta el instante que te sientas en tu puesto comprado, pasas penurias por culpa del tráfico, muchedumbre, largas colas o líneas, encuentros cercanos con gente irritable y mala disposición y organización de cada acontecimiento, sin embargo, sientes que tendrás una recompensa al momento de oír y ver a ese artista que te apasiona y que disfrutarás a continuación, cosa que al final no pasa, resulta que los asistentes al concierto tienen otras ideas y un concepto diferente de lo que significa distracción o entretenimiento, la persona que está sentado en el puesto inmediato delante del tuyo se para cada 3 minutos para ir a comprar licor, refresco, agua o cualquier cosa que se le ocurra perdiéndose de esa forma casi la mitad del concierto, claro todo esto incluyendo la molestia que te ocasiona no poder ver el espectáculo a enteras porque él obstruye tu campo visual a cada segundo, pero esto no es todo, después de un rato de música y voces, a los individuos que estuvieron comprando bebidas alcohólicas y otras especies, les da por pararse, no se sientan más y bailan cada canción del artista así sea un bolero, lo que significa que ya no estás en un concierto de tu cantante favorito, pagaste la entrada para oír una muchedumbre de ebrios cantar y bailar al lado tuyo, la cosa empeora cuando este artista al cual tú querías escuchar en vivo, le dice al público que hagan el coro de las canciones lo que hace que los borrachines se sientan guapos y apoyados haciendo del canto una perfecta tertulia bullera y de pachangas, de esta manera terminan tus dos horas en el recital y vuelves a tu casa aún peor, la gente irritable ahora es irritable y ebria, todo el mundo discute al salir del estacionamiento acrecentando el tráfico y cuando recapacitas sabes que realmente oíste una o dos canciones interpretadas por tu artista favorito.

Aquí hay que aclararle algo de muy buena manera, pero con mucha exigencia a cada artista, el valor normal, comercial y lógico para ir a un concierto y que por cierto lo nombra una canción del cantante panameño Rubén Blades como deber de cada cantante, es que si yo pagué para ir a un concierto significa que pagué por un servicio y usted como profesional está en la obligación de cumplirme, yo no pago para que usted ponga a cantar al público ni para oír a cualquier borrachín interpretar sus canciones, pagué para escucharlo a usted, por otro lado, la seguridad del sitio donde se va a presentar debería estar en capacidad de mantener a todos los asistentes sentados y permitir la compra de bebidas u otros solo en los momentos de pausa de dicho concierto; cuando asistimos a un restaurante el mesonero no nos dice que lo acompañemos a la cocina para que busquemos la comida e inclusive cuando vamos a un juego de tenis todo el mundo hace silencio en los momentos arduos del juego solo cuanto terminan las jugadas la gente se les permite aplaudir y gritar, esto ha sido culpa tanto de los artistas como el público en general, porque ni el cantante es un Dios, ni la muchedumbre es plebeya y es así como se debe exigir el cumplimiento del contrato del cantante, el productor y la sede de cada evento.

Por otro lado, actualmente tenemos cantantes en el mercado que no cuentan con ningún tipo de talento, su éxito se basa simplemente en lograr seguidores y su presencia en las redes sociales, en otras palabras *publicidad*, pero para completar la frustración de cualquiera dichos cantantes además se han dedicado a denigrar a la mujer, proliferar tendencias hacia el sexo y también a interpretar piezas totalmente vulgares y asquerosas siendo apoyados por las mismas campañas de publicidad, engañando de esta manera a la muchedumbre mayormente adolescente; hay que aclarar algo, cuando no se sabe nada de música cualquier pieza interpretada de cualquier modo, puede significar algo diferente para también cualquier individuo, pero cuando existe el conocimiento es muy difícil ser engañado a seguir cualquier género musical totalmente podrido, amigos oigan esto y estén claros, el que inventó la moda de raparse el cabello o tenía el pelo muy malo o estaba quedando calvo, el que puso la moda de usar por fuera las camisas, camisetas, franelas o como quieras llamarlas, es simplemente porque estaba barrigón y no lo podía hacer, la moda de vestirse de traje con camiseta es solo para vender la camiseta al igual que los trajes con tenis, pero lamentablemente la gente no termina de entender las campañas publicitarias pueden cambiar y hasta acabar con la vida de cualquiera que no resista estar en la onda del momento.

Definitivamente ya no hay que tener talento de ningún tipo para llegar a ser un artista consagrado, desde cantante a actor de cine simplemente con ser tendencia, te acredita que puedas ejecutar cualquiera de las profesiones conocidas como artística en la actualidad, desde cantantes sin voz ni talento que ni siquiera saben tocar algún instrumento musical hasta actores de cine actuando en películas donde no se dramatiza, no se exige concentración ni imitación, donde no se llora, de hecho creo que por esta razón los protagonistas de las peleas de luchas libres actualmente son los más consagrados en la meca del cine internacional, los artistas conocidos y con un poco de talento han terminado en una especie de callejón sin salida interpretando héroes fantásticos tomados de las historietas animadas de hace más de 50 años, sin reto talentoso que demostrar representando todas sus escenas con una pantalla verde al fondo su único mérito es imaginar lo que debe hacer de acuerdo al libreto, los artistas de cine hoy no son más que un dibujo imaginario de un héroe de suplemento o revista y algunos de ellos se creen paladines verdaderos. ¡Por favor!

Una de las maneras que normalmente un artista triunfa es porque se publicita muy bien y se hace tendencia. Lógicamente, existe un factor muy importante que lo apoya y es que los seguidores u oyentes que tiene no tienen ninguna idea de lo que es música, no saben bailar , ni mucho menos tienen ritmo, no seas uno de ellos, simplemente edúcate y aprende a bailar algo con swing, en otras palabras Abajo el Reggaeton.

Sigo recordando que la televisión fue la que le dio la posibilidad al engendrado de Chávez a ser presidente de Venezuela. Por eso, cuando veo a los directivos y amigos en general de RCTV pidiendo ayuda para volver al aire, recuerdo también lo que hicieron. Señores: acabaron el país, en expresión venezolana: lo volvieron mierda, solo por la oferta del futuro dictador que los iba a poner muy bien, y lógico que los traicionó. Es lo que se merecían.

Capítulo VII

DEPORTIVOS

La misma sociedad está haciendo vigorosamente que los valores deportivos cambien sustancialmente, desde las premiaciones a perdedores en las competencia hasta la publicidad para convertir a un atleta en un semi-dios de la época, como ha sucedido desde hace algún tiempo para acá; si observamos lo que está sucediendo al momento del término de cualquier partido en la mayoría de los deportes, los periodistas a través de las principales televisoras entrevistan al entrenador y a uno de sus jugadores para analizar el resultado del juego, esto sucede pierda o gane el equipo, es como una forma de vender un poco más ya que la campaña de venta principal se acabó, o sea, el partido.

A medida que ha pasado el tiempo, los fanáticos al parecer han tenido la necesidad (o se la han inculcado) de fabricar héroes para seguir en cualquier deporte, cuando hablamos de grandes leyendas o iconos de los deportes como en boxeo, por ejemplo: Cassius Clay (Muhammad Ali), Sugar Ray Leonard, Mano e' Piedra Durán, Foreman, Norton y otros, en Baseball: Babe Ruth, Hank Aaron, Roberto Clemente, en Basketball: Wilt Chamberlain, Kareen Aldub Jabbar, Michael Jordan, Kobe Bryant, Football: Pelé, Franz Beckenbauer, Maradona y así en muchos deportes hasta en la NFL con el famoso O.J. Simpson, el tiempo nos ha enseñado que cada uno ocupó un lugar importante en la historia deportiva de su país e inclusive en el mundo entero, para cualquiera de nosotros estos hombres fueron verdaderos héroes y llegamos a idolatrarlos más que a cualquier familiar o cualquier santo.

En los deportes como tal no han cambiado ni alterados los valores tampoco, lógicamente si quieres ser un buen deportista en cualquier deporte, debes cambiar tu vida y establecer un verdadero régimen de disciplina donde no tienes ninguna alternativa sino la de seguir todas las indicaciones de tus entrenadores y hacerlo diariamente sin descanso para llegar a convertirte en un atleta de alta competencia, lo que realmente cambió en muchos deportes fueron las reglas, desde la marca del tiro de tres puntos en basketball hasta la revisión de las jugadas por solicitud. En otros deportes hemos podido llegar a efectuarnos varias preguntas, ¿qué hubiera pasado si Babe Ruth se retiraba antes por su excesivo peso?, ¿cuántos home run hubiese dado Hank Aaron con el tipo de bate y pelota actual?, ¿Chamberlain hubiera metido muchos tiros de tres?, ¿Michael Jordan jugando más minutos pudiera ser superado en puntos?, ¿Maradona fuera tan famoso con la mano de Dios después de revisar la jugada en el VAR?, son la variedad de factores que nos complican al pensar lo que pasó y lo que pudo haber pasado.

En estos momentos en la NBA, existe una situación un poco complicada, los récords dejados por Michael Jordan están siendo superados todos por Lebron James, la publicidad y los seguidores de James hacen un agigantado cambio en los números cuando observamos las estadísticas, si buscamos en Internet con una comparación de 1072 partidos, vemos cómo Jordan supera a James en casi todos los rubros inclusive con una cantidad inferior de minutos jugados (todo esto es un supuesto ya que ambos no juegan la misma posición en la cancha), sin embargo, cuando vemos todos los juegos de James, notamos que juega casi todo en partido en la mayoría de los juegos, en cambio, Jordan entraba al juego cuando era requerido, hay la diferencia de puntos entre ellos al parecer, como siempre lo he dicho no se puede emitir una opinión sobre un tema sin ser un experto en esa materia, muchos dicen James es mejor que Jordan y otros piensan lo contrario pero la verdad solo la muestran las estadísticas, los números que no fallan y la visión completa de un verdadero experto en esa disciplina.

Generalmente, todos los deportes tienen sus reyes, chicos buenos y por supuesto los malos muchachos, no podemos olvidar el caso en la NFL con O.J. Simpson donde después de retirarse del deporte incursionó en el cine logrando muy rápidos logros pero prácticamente acabando con su carrera como deportista y la de artista al mismo tiempo al ser acusado de asesinar a su esposa y a su entrenador, aunque la gente en general lo adoraba, había que tomar distancia al momento de declararlo culpable.

En el football o soccer pasa lo mismo, desde las discusiones de que si Pelé fue el más grande hasta la coronación como Dios en Argentina de Maradona y en realidad sobre esto hay mucha tela que cortar y muchos puntos que acotar, normalmente lo argentinos son muy apasionados con sus valores de pertenencia, en una visita que hice a la Casa Rosada en Buenos Aires quedé sorprendido cuando vi en el salón principal de reuniones una foto de piso a techo de la pareja Perón, tanto Juan como Eva han sido considerados como fascistas y pronazis, sin embargo, en ese recinto los muestran como mostrar una imagen del mismísimo Jesucristo, después de esto llegué a entender por qué ellos al pensar en Diego Maradona no les importa la vida tan destructiva y egoísta que este hombre llevó inclusive durante su carrera deportiva y representando a su país, es muy difícil para mí, entender cómo crear un icono de una persona que hizo trampa en un juego de un mundial de football para ganar (lo llamaron: "La mano de Dios") porque hablando de valores, cómo le explico yo a mi hijo que hacer trampa está bien hecho, todo esto sin contar con sus posteriores declaraciones donde afirmaba que se encontraba drogado mientras jugaba, yo mismo vi una entrevista donde él afirmó haber dejado la droga jurándolo por sus hijos, claramente no tenía ni valores ni moral, reiterando lo que dije antes, nada de eso hubiera pasado si en esa época la regla del VAR hubiese estado activa, estaríamos hablando y contando otra historia, sus compatriotas conociendo toda esta gran falsa lo apoyaron, ¿Cuál va a ser el futuro de los valores en esa nación?, entonces que hay que pensar en Estados Unidos de Michael Phelps a quien le quitaron los patrocinios por delitos mucho menores a los incurridos por el futbolista, pero así es la vida y así se quedará, solo debemos pensar en enderezar los valores a nuestros hijos y demostrarles que no siempre el malo gana.

En el ciclismo también ocurrió algo sumamente vergonzoso y que fue totalmente desmantelado gracias a una extraordinaria investigación, la trama y fama de Lance Armstrong fue truncada y puesta al descubierto después de descubrir un complejo sistema de administración de drogas para aumentar el rendimiento sobre él mismo y a sus compañeros de equipo, afortunadamente para las generaciones futuras este caso no quedó impune y fue despojado de inmediato de todos sus premios y todas sus condecoraciones obtenidas desde sus comienzos en esta disciplina; vale la pena destacar que la mayoría de los ciclistas de todos los Estados Unidos lo tenían a él como ejemplo e inspiración y que con un solo detalle de falta de valor y moral en su comportamiento le desmoronó la fe a mucha gente, por eso hay que pensar, no es solo ser una persona influyente, es necesario que la influencia ante los demás sea positiva y que cuando deje de serlo, pueda reconocer el momento para retirarme y no caer en tentaciones irregulares y deshonestas para mantenerme al tope de mi reputación, esta palabra tiene dos opciones, es negro o blanco, no hay grises, puedes tener solo buena o mala reputación y una vez que la obtengas es lo que va a definir tu futuro como persona influyente en la vida de los demás espectadores o gente común, no olvidemos que una mala decisión activa el principio de la causa y efecto, no terminarás de darte cuenta cuando fallaste hasta que sea demasiado tarde para ti y para los que te acompañan, sé honesto, di la verdad, ten ética en lo que haces y mostrarás que tienes los valores bien sembrados.

Una manera de que concuerden con mis pensamientos en relación con la gente influyente y cómo la publicidad trata y muchas veces logra cambiar o alterar algunos valores es el verdadero apego a publicitar a los deportistas actuales, es increíble cómo podemos encontrar vídeos promocionales de jóvenes en diferentes deportes para ser mostrados a los busca talentos y las directivas de los equipos en función, si esta tendencia continua pronto veremos que solo podrán optar a puestos en los equipos de las ligas mayores de cualquier deporte los que tengan la posibilidad de financiarse un buen video para su beneficio, no se tratará de talento, se tratará de que tan buen editor sea el que realizó dicho video (recuerden que un video puede ser ejecutado muchas veces hasta su perfección o por lo menos cercana a ella), o sea, pronto perderemos la escénica de un superdotado para un deporte, ya que un buen video puede entorpecer el criterio de escogencia de un director de un equipo, amén de que los contactos, amistades y familiares influyen de por sí.

Cuando alguien me habla de una persona influyente realmente creo y pienso que ustedes también estarán de acuerdo conmigo, los deportistas son los ideales, su disciplina, energía, esfuerzo y dedicación son el mejor remedio ejemplar para predominar en el comportamiento y eficacia de un adolescente, los ídolos deportistas son iconos del bienestar social y por más que cambien los valores siempre el resultado será el mismo, alejados del tabaco, el alcohol y las drogas no significarán en ningún momento un peligro de malos pensamientos en nuestros jóvenes, todo lo contrario, serán siempre muy bien vistos y recibidos, claro recordemos que siempre hay excepciones en el caso.

Le quitaron todos los premios al ciclista, le quitaron los patrocinios al nadador, pero, cuando un deportista acepta que jugó drogado, que hizo trampa y que cometió otros delitos mientras ejercía su puesto en cualquier equipo del mundo, no merece ser tratado como ídolo, merece ser tratado como lo

que es, un delincuente, para los argentinos, lógicamente habló del pelusa Maradona, que aunque les
duela no es más que un ligero excremento de la sociedad, amigo de dictadores y drogadicto, de hecho
los últimos días de su vida cuando hablaba nadie le
entendía y tardaba horas dando una respuesta sin
completar una sola palabra, no me critiquen por lo
que digo, tómense un tiempito para analizarlo y rá-
pidamente descubrirán que tengo toda la razón.

Capítulo VIII

SOCIALES

Después de tratar de convivir con las nuevas generaciones me doy cuenta que es ahora mismo
casi imposible medir el grado de moral o identificar
los valores con que cuentan los jóvenes en la actualidad, la sociedad como tal se fue a la mismísima
caca, nuestros muchachos no comparten, no se reúnen y cuando lo hacen cada quien anda por su lado
viendo el teléfono o jugando video juegos, no van
a los restaurantes, piden la comida para buscarla o
que se la traigan, no van al cine, compran la película
y la ven en casa en el televisor o en su teléfono, con
todo esto pasando hay que pensar ¿Cómo se van a
conocer?, al parecer no les importa total si casi no
lo han vivido y me refiero a los roces con otras personas, adquirir experiencia en la vida es casi imposible de esa manera.

La forma de pensar de estos individuos le acrecienta el ego y maltrata la relación como tal con otros entes, ninguno quiere asumir que no están solos incluyendo el desentendimiento de que sus padres existen y que son su apoyo, socialmente se perdieron y desvincularon todos los valores conocidos en la antigüedad, realmente no queda mucho que esperar de una colectividad casi desaparecida ya que ahora se trata de individualismo y en el mejor de los casos vida por parejas, claro esto sucede cuando se consiguen dos personas que piensan igual y que solo quieren que el resto del mundo desaparezca.

En algunos países donde la mayoría vive en extrema pobreza y los gobiernos son regímenes obtusos o dictatoriales, lo más común es que se traicionen entre si los amigos, vecinos y hasta familiares no importando más nada que su propio beneficio, mostrando una conducta egoísta y maliciosa muchas veces alterada y forjada por los mandatarios perversos de estas regiones haciendo que claramente los valores principales entre la lealtad y la amistad sean brutalmente alterados y no quedando más remedio para el ciudadano común que optar por dos opciones que son desaparecer de la acción o alinearse con el enemigo, como pueden notar, no es más que la utilización de la publicidad de manera perversa y diabólica para la obtención de beneficios personales, como se ha hecho con los demás tipos de valores y como se seguirá aplicando a lo largo de la historia hasta tanto la humanidad en general no se percate que no existen las tendencias que solo existe la publicidad.

En los países más desarrollados incluyendo donde gobiernan muchos regímenes democráticos la misma sociedad se encargó de establecer una forma de vida diferente, en la mayoría de las familias ambos padres trabajan para poder costear las facturas mensuales que no cesan de llegar en ningún momento dejándoles muy poco tiempo de trato con sus hijos, esto no significa de que no existan familias donde solo el papá trabaja y en este caso solo les falta la figura masculina a la familia, pero todo esto no es lo peor, lo más serio es que los hijos de estos matrimonios estudian y al llegar el momento de ingresar a la universidad no lo hacen en la misma ciudad donde viven sus padres, la mayoría de ellos se va al otro lado del país o al extranjero, todos estos acontecimientos terminan en una ruptura familiar sin esperanzas de recuperación, al terminar los estudios universitarios, en la mejor de los casos algunos regresan a su ciudad natal, pero lo que realmente pasa es que alrededor de un 95 % no vuelve y tanto los padres se olvidan de sus hijos como los hijos se desentienden de sus padres, son verdades que duelen pero que ciertamente pasan desquebrajando la base de la sociedad, o sea, la familia.

Al mismo tiempo que respiramos, los políticos, las asociaciones, los clanes y otras instituciones nos pretenden cambiar los valores y nuestras vidas haciendo piruetas publicitarias con pretensiones mayores a cualquier inquietud que hayamos tenido en el pasado; comenzando desde la selección de colores para vestir, por ejemplo antes disfrutaba vistiéndome con una camisa, camiseta o chamarra color roja, ahora si me visto así en mi país de origen soy comunista y si lo hago en los Estados Unidos pues simplemente soy republicano, pero esto no se queda así, siempre he sido amante de los colores del arco iris, de hecho, hace muchos años tuve y usaba una camisa con los colores del arco iris que era espectacular y con la cual llamaba mucho la atención, ahora no puedo, pues si la uso, soy gay o homosexual, es increíble pero además hay una institución o movimiento que lleva por nombre "La vida de los negros importa", como que acaso ¿la de los blancos no? o la de los nativos americanos o latinos a fin de cuenta, nos han, nos están y nos harán la vida pedacitos a cuenta de defender los derechos de ciertos individuos, simplemente recuerden que los derechos de una persona terminan donde comienzan las de otra o donde llegan los deberes, no se puede vivir con derechos sin deberes o simplemente tener derechos irresponsablemente y sin restricciones, por favor...

Quiero hacer notar que no tengo nada en contra de ninguno de estos grupos o movimientos, pero sí estoy seguro de que también tengo mis derechos tanto civiles como logrados y hasta divinos, ¿que si la vida de los negros importa?, bueno déjenme informarle que soy latino y bien mezclado, de hecho, a mi hermana en mi familia nadie la llama por su nombre de pila, que por cierto es muy lindo, todo el mundo le dice *la negra*, porque simplemente es la más negra de la familia, no significando esto una ofensa para ella y amigos. El racismo en Latino América simplemente no existe así que cuando quieran hacer valer sus derechos piensen que muchos tenemos nuestros valores muy arraigados y no creemos ni pretendemos nada con eso; por otro lado he quedado impresionado al ir a la playa y no poder entrar a una porque se trataba de una playa solo para homosexuales o gay, por Dios, ¿Acaso ustedes han visto una playa que sea solo de heterosexuales?, los homosexuales pueden entrar a cualquier playa, ¿por qué marcar el territorio para ellos?, no me vengan a decir homofóbico por esto, tengo innumerables amigos y familiares gay y que tanto ellos me aprecian mucho como yo los quiero y respeto, así que déjense de pendejeras, no se pueden cambiar las normas sin respetar otras.

El problema principal de los homosexuales y ellos deben estar consciente de lo que digo, es su promiscuidad, no sé porque, ni cuál es la razón pero conozco muchas parejas de homosexuales que estando casados cometen infidelidad y esto termina acabando la relación más temprano que tarde, al parecer no están conforme con la pareja que escogieron, ahora bien, pongamos más difícil la situación, son gay, se casaron y deciden adoptar niños, a los 6 meses se divorcian y.... ¿Qué va a pasar con esos niños?, ¿tendrán o contarán con un futuro promisor?, creo que debemos ser menos egoístas y pensar un poco en esas criaturas antes de tomar cualquier decisión, traicionar a tu pareja, divorciarte o adoptar.

Simplemente quisiera en un futuro no depender de los prejuicios establecidos por algunos oportunistas y volver a ver el mundo como siempre ha sido, poder ponerme mi chamarra roja sin que se me identifique con cualquier movimiento político, usar con gusto mi camiseta color arco iris, mi sombrilla en la playa de muchos colores y que no llegue alguien a tocarme donde no deba por creerme gay y poderle decir a mi esposa "mi negrita linda" sin que venga cualquier movimiento extraño a ofrecerle un abogado a mi esposa para que me demande o simplemente me arrojen piedras, en verdad no creo que sea mucho pedir a la vida después de haber vivido aferrado a mis valores.

La sociedad a final de cuentas sabe a excremento de perro, a pipí de oso hormiguero, a nada bueno que pensar, porque esto ha sido la excusa de muchos para tratar de vivir fuera de los valores naturales y no pueden finalmente escapar de ellos, por más que inventen tendencias que simplemente cambian los valores que ellos pretenden cambiar, siempre un mayor porcentaje de personas no los acompaña en sus sentires y por supuesto terminan fracasando irremediablemente en todos sus propósitos.

Capítulo IX

LABORALES

Creo que estamos viviendo uno de los momentos más álgidos en la historia con el poder del internet hemos cambiado las aspiraciones, exigencias y la manera real de conseguir un trabajo y esto está afectando directamente a los comerciantes como al público en general.

Para comenzar vamos a recordar lo que dije en el capítulo de los logros individuales acerca de la forma de pensar actualmente de los jóvenes y de cómo ese actor español catalogó a la juventud de su país al pretender estudiar para conseguir un empleo en un ente gubernamental y retirarse a muy temprana edad.

Está sucediendo algo muy extraño en el mercado laboral actualmente y todo esto es directamente proporcional al comportamiento social, ideológico y cultural de nuestra juventud actual; primero vemos como las grandes cadenas de comida rápida tienen un constante letrero de llamado a contratación de personal sin que esto realmente esté ayudando a estas empresas, normalmente los que trabajaban en estos puestos laborales eran los estudiantes universitarios, los cuales actualmente se niegan a desempeñar estos laborosos pero dignos cargos, la razón: no quieren dejar su casa o habitación para ejecutar el trabajo, en otras palabras quieren trabajar de forma remota, esa es la tendencia, esa es la moda, ahora bien, yo me pregunto, ¿acaso puedo despacharle a alguien desde mi casa una hamburguesa que ese cliente está pidiendo en el mostrador de la tienda?, la respuesta es no y lamentablemente estos jóvenes con estos pensamientos están haciendo que se acelere lo que antes he venido diciendo y es que nos reemplacen por otra solución, bueno efectivamente estamos viendo como estas grandes cadenas están colocando robots para reemplazar al personal y para que lo sepan mis muchachos, esos robots no faltan, no se enferman, no discuten y mejor aún, no reciben propinas.

Para allá va todo mientras nuestra juventud actúe y se comporte de esta manera tan irresponsablemente estúpida, no se han dado cuenta de que ya las grandes cadenas de tienda por departamento están despidiendo a mucha gente y cerrando la mayoría de sus establecimientos ahorrándose un montón de dinero en personal y alquileres, todas estas empresas gracias a ese comportamiento están buscando alternativas y lo peor es que las están consiguiendo saliendo ellos mismos beneficiados y perjudicando a la muchedumbre.

Todos estos muchachos quieren trabajar remoto, he visto personas sin trabajo que conocen un buen contacto para que le den el trabajo directo y los he visto declinar por que el trabajo es presencial y no remoto, es más, los he visto no aceptar el trabajo porque es híbrido y tienen que ir 3 días a la oficina y 2 en casa, ¿para qué?, para quedarse invernando todo el día encerrados en la casa y no tener roce con persona alguna, por si no lo sabían así conocí a mi primera esposa, es más, así conocí a mi segunda esposa, en el trabajo o por lo menos caminando para entrar a la oficina, no hay que ser ermitaño, hay que mezclarse, hay que conocer, hay que vivir o es que acaso no se dan cuenta que ustedes están causando un cambio importante en la mayoría de las empresas por su comportamiento indígena y cavernícola.

¿Qué van a esperar? Que se jubilen sin soporte, porque realmente eso es lo que va a pasar, recuerda que cuando pides algo en línea solo estás ayudando al propietario de la empresa que está vendiendo esos productos, ¿será que hay que explicárselos en una clase no presencial vía conferencia por computadora para que sea remota?

Me tocó a mí discutir con algunos familiares referente a que no estaban contentos con su trabajo, porque la empresa donde trabajaban eran una partida de viejos retrógrados que no entendían el cambio en el orden mundial y que estaban cada vez más reduciendo el trabajo remoto, donde era dos oficinas, y tres casas ya lo ponían en tres oficinas, dos casas, y lo iban a seguir reduciendo para regresar al formato original de cinco días en la oficina. Los oí discutir y hablar pestes de la gerencia y de los propietarios de la empresa, dicho sea de paso, una empresa de carácter mundial, millonaria, donde nadie podía discutir o dudar de las buenas acciones y decisiones tomadas por sus propietarios para hacerla triunfar y crecer hasta ese punto, por lo que los interrumpí, utilizando un poco lo que dijo aquel artista español, les dije: "Esa gente, o sea, la directiva de esa empresa no puede estar equivocada, son muchos años en el mercado y saben lo que hacen y que es lo mejor y cómo obtener el máximo resultado de su personal en la empresa". Ellos me respondieron con lo mismo diciendo: "Ellos tienen que adaptarse al nuevo orden mundial y actualizarse". Les respondí: "Si ustedes quieren una empresa adaptada al nuevo orden mundial y que funcione con los criterios modernos que ustedes consideran, simplemente monten una empresa ustedes, inviertan, arriesguen, duren varias noches sin dormir, contraten personal, sufran el pago de una nómina y todo el que trabaje en esa empresa, hará solo lo que ustedes quieran que hagan, claro después de tanto sufrimiento veremos si ustedes van a considerar que el personal se quede en casa para trabajar sin que ustedes lo supervisen", *finito* se acabó la discusión.

Y es así, si quieren cambiar las condiciones de las empresas en carácter laboral, simplemente comiencen con establecer algunas, trabajen duro, paguen nómina, peleen con los proveedores, hagan la cobranza a los clientes y después cuando ya tengan esto controlado, manden a todos los trabajadores a sus casas para que trabajen remoto. *Sí OK.*

Solo cuando alguien emprende un negocio puede saber que le espera en el futuro, por lo general todos son obreros de una compañía y no ven qué le puede pasar al arriesgarse, pues háganlo y vean, palpen y sientan qué es mandar a un trabajador a su casa y no saber qué está haciendo en las horas laborales que tú les pagas.

Capítulo X

GENERALES Y LA PANDEMIA

Si algo cambió la vida de la mayoría de las personas, nada lo hizo ni de la manera ni con la rapidez que logró hacerlo la pandemia, un acontecimiento que para muchos fue muy doloroso, para otros sirvió de prisión para pagar sus culpas, a otros simplemente lo dejaron pasar y unos cuantos lo aprovecharon y hasta obtuvieron beneficios de ello, pero de alguna forma les cambió bruscamente la vida a todos aunque sea en pequeños detalles.

Como conductas generales, tenemos que agradecerle a este episodio de la historia mundial entre otros el incremento de las ventas en línea, por supuesto todo funcionaba muy bien en este mercado en los países desarrollados, tenían un buen Internet y las grandes cadenas de tiendas contaban con sistemas automatizados para complacer la demanda, la mayoría de las ventas en línea con despacho directo eran productos no perecederos.

Por otro lado, otro mercado que pudo subsistir a este lamentable incidente fue el de la comida y los restaurantes, con la maravilla de las aplicaciones en los teléfonos inteligentes y las nubes de Internet combinadas, estos establecimientos no solo se mantuvieron sino que además lograron obtener fuertes ganancias por la poca utilización de los locales y el bajo aflujo de personal, solo se preparaba la comida y se esperaba que la recogiera el cliente por la puerta del negocio.

Las estaciones de servicio hicieron de la suya, después de mantener una infraestructura solo dispensaban combustible, que en el caso de Estados Unidos no utilizan una persona para dispensar, uno lo tiene que hacer en autoabastecimiento, prácticamente utilidad pura al no tener requerimientos de personal, por lógica los baños de estos negocios permanecieron cerrados con la excusa del contagio y hoy en día la mayoría sigue sin los baños funcionando al público, la manera más fácil de ahorrar gastos y personal.

A propósito de los baños y a manera general, tanto en las estaciones de servicio como en los supermercados, restaurantes y tiendas por departamento se acogieron a una norma dictada por los innovadores del Congreso de los Estados Unidos de no delimitar los baños por sexo, o sea, debería haber un baño para hombres otro para mujeres y otro trans género o común, sin embargo, lo que uno logra observar es que en la mayoría de los establecimientos están colocando todos los baños comunes, por lo que ahora podemos apreciar en cualquier lugar una cola o fila de hombres para entrar a un baño, algo que anteriormente no ocurría por razones lógicas, simplemente un hombre físicamente siempre va a finalizar su necesidad mucho más rápido que cualquier mujer, pero al parecer los genios que maquinaron esta locura jamás pensaron que ocurriría.

Es realmente la pandemia la que obligó a las empresas a enviar a sus trabajadores a casa y proporcionarles una herramienta para que dieran resultados desde sus hogares, solo que simplemente se acabó y hay que regresar muchas cosas a la normalidad, no podemos continuar nuestras vidas como que estuviéramos todavía en peligro de contagio, inclusive me he encontrado grupos de gente que usan la máscara y lentes protectores cuando se reúnen, creo que en esto hay problemas psicológicos y que toda esta gente tiene que ir a terapia por lo menos para quitarse esos temores ocultos, los jóvenes deben entender que la vida es una sola y que no podemos querer enfrentarla como que estuviéramos en prisión, que hay gente en la calle esperándonos para ser nuestros jefes, subalternos, amigos, novios (a), futuros cónyuges y pare de contar, la vida es una sola y es un valor y una conducta que hay que inyectársela a nuestros hijos, no puedes ser un buen padre si no fuiste un buen hijo y tu egocentrismo no te va a llevar a ninguna parte, tienes que vivir con tus valores al pie de tu vida, buenos o malos, como sean pero que cuando alguien te conozca, te pueda definir, pueda determinar tu personalidad y ¿por qué no? hasta llegue a admirarte, solo con tus valores bien definidos podrás establecer tus metas y obtener tus resultados, podrás fijarte un blanco y alcanzarlo fácilmente y podrás llevar una vida totalmente plena, que tus padres estén orgullosos de ti y que tus hijos te admiren, que más se puede pedir o soñar, para conocer a alguien, realmente tienes que convivir con él, rozarte, discutir, reírte, pelearte hasta que no te importe nada sino su amistad y amor, recuerda la meta final es dejar este mundo mucho mejor que como lo conseguiste al nacer.

Socialmente se acabó todo lo conocido anteriormente, nuestros hijos se encargaron de mandar todo a la poseta, le dieron *Control Alt Del* a nuestras costumbres o valores y nosotros al verlo dijimos: buenas noches que alguien más resuelva este peo (problema), pero no, para eso estamos, ¿Es que cuesta mucho dejar este mundo mejor que como lo vimos al nacer?, reflexionemos.

CONCLUYENDO

Si aprendimos algo durante toda nuestra vida fue a coexistir con nuestros valores, muchos de ellos inculcados por nuestros padres, otros por familiares, muchos por nuestros profesores o maestros y porque no pensarlo, hasta por nuestros amigos y sus familiares, en muchas oportunidades me vi envuelto en situaciones alegres, dolorosas y hasta emocionantes por compartir valores comunes con otras personas, la religión, la fe, las creencias se iban acoplando con nuestros valores convirtiéndose en una verdadera armonía de pensamientos y explotando como fuegos artificiales ante una sociedad que solo te observaba para ver como fallabas en el glorioso intento de coexistir con los principales valores establecidos colectivamente sin percatarse que todo esto cambiaría por diferentes razones; ciertamente muchos de estos valores influidos por las religiones y los viejos retrógrados obtusos estaban muy equivocados o desviados a conveniencia de concordar con las sectas que los exponían, pero muchos de ellos estaban llenos de amplios criterios y de deducciones de experiencias anteriores obtenidas a lo largo de la historia antigua y contemporánea, no hay que subestimar la sabiduría de muchos monjes, curas o sacerdotes que donaron ese grano de arena para definir sus creencias y posibles comportamientos para convertirlos luego en lo que hoy en día conocemos como valores.

Por otro lado pienso que la manera más idónea de borrar una frase, una expresión, una tendencia, una costumbre o un valor, es pasársela totalmente distorsionada o simplemente no trasladarla a una próxima generación, precisamente lo que estamos contemplando actualmente en estos tiempos tan modernos, desde la edad de los metales, pasando entre otras por la era moderna, la era espacial y ahora la del internet, aunque las medidas le han colocados otros nombres realmente en lo que respecta a valores deberíamos guiarnos de esta manera que las he expuesto, donde más del 70% de los cambios se han efectuado en la última, gracias al fenómeno de buscar algo en internet nuestros jóvenes no respetan nuestros tradicionales valores e inventan unos cuantos, solo basta que un popular Youtuber o un poco talentoso Influencer dicte las normas para los más chicos, se convierte en valor y vemos como comienza a actuar de manera extraña pero con la certeza de que tiene toda la razón.

Desde que contamos con los Millennials como parte activa de la sociedad, todo ha cambiado para beneficio de no se sabe quién, mientras quieren trabajar en casa encerrados evitando el roce con otros individuos y volviéndose verdaderos antisociales, todo esto sin contar que acostumbran comprar todo en línea y jamás abandonan sus guaridas incentivando así al cierre de las grandes cadenas de tiendas y de comidas en todo el mundo, debido a que ahora es normal ver a estos negocios en los centros comerciales a mitad de su capacidad, al parecer ellos no se han dado cuenta de lo que están logrando, pero si es de notar su preocupación por el calentamiento global sin que tomen ninguna medida importante para solucionarlo, una especie de eruditos de Google que al parecer va a terminar reseteando el mundo para adueñarse de él, si quieres ver una persona que le parezca atractiva a otra es porque se conocieron por Instagram o Facebook, pero realmente no se han visto personalmente y a lo mejor nunca lo harán y es que en realidad a ninguno le importa y por eso es que debemos estar atentos para recoger el ganado antes de que se salga de las potrancas, despedir a los pastores que no saben recolectar las ovejas para guardarlas en sus corrales respectivos, debemos retomar la seguridad y la garantía de que nuestros tradicionales valores están salvaguardando a estos mocosos y a la sociedad en general.

Los movimientos incluyentes y obsesivos se están robando la atención de las noticias gracias a la importancia publicitaria que les han ofrecido los políticos para ganar indulgencia aprovechándose de la ignorancia, el desconocimiento y la mala información, hay que saber que todos tenemos derechos y que por tanto no solo a un grupo de personas se les debe entregar beneficios especiales por X o Y condición, que en muchas ocasiones no tiene que ver con salud, ni con economía, ni bienestar, es simple: si usted quiere saber que algo anda mal o que puede estar peor, solamente percátese de que todo esa tendencia está a cargo o en manos de un político, piense y sepa que no hay nada que hagan estos individuos que no sea por su propio beneficio y que si lo hacen están esperando obtener una gran tajada o pieza muy grande al momento de picar la torta.

Hay muchas maneras de ver si tus valores están bien sembrados o si tú quisiste seguir cultivando esos valores que te sembró tu familia:

1.- Si no consumes drogas

Si te atreves a consumir drogas tienes además que tener la responsabilidad de lo que te pase en el futuro, cuando te vuelvas adicto y pretendas entrar a casa de tus padres a robar cualquier cosa para venderlo y así poder comprarte tu cucurucho de maní, o sea, tu veneno, debes saber que no es un deber adquirido por tus padres protegerte en tus fechorías, hasta ese grado de alcahuetería no se puede llegar y hablando de otra cosa, no busquen excusa para consumir drogas, como eso de glaucoma en el ojo o exceso de estrés, porque ¿es que acaso los demás no sufrimos de glaucomas o estrés?, no molesten y dejen vivir.

2.- Si no robas

Es que al momento que cruces esa línea lo más seguro es que no haya regreso, amigos la única forma de ganar dinero honestamente es trabajando, no hay excusa para este tipo de comportamiento lujurioso y obsesivo.

3.- Si no eres infiel

Hay que entender que cuando se decide jugar con la infidelidad, no se trata de gusto por otra persona, se trata de falta de respeto a tu pareja, es más fácil que hables con ella y le hagas saber que ya no quieres seguir a su lado y luego te luzcas con todos tus amigotes (as) y te deleites sin descansar, el solo hecho de ver cómo una persona se revuelca literalmente con otra y luego se va a su cama a dormir con su verdadera pareja es verdaderamente repugnante y asqueroso, piensa si quieres que te lo hagan a ti, esto sucede por torcedura de los pensamientos o porque lo viviste en tu propio núcleo familiar cuando creciste.

4.- Si logras tus objetivos

Los objetivos logrados son triunfos personales y deben ser parte de la misma vida de cada individuo, si buscas excusas para no terminar con lo que comenzaste cualquiera sea la tarea, serás un fracasado por siempre.

Todo influye, con la ley de causa y efecto todos nos vemos envueltos, cualquiera de estos criterios son los principales valores que nos sembraron nuestros padres, si los viviste y no los cumpliste estás fuera de orientación de nuestros valores principales.

Amigos los valores son eso, son la manera más idónea de medir directamente si lo estamos haciendo bien o no, es un llamado a la conciencia al momento de que estemos tentados a desviarnos o a cometer algún error, es realmente percibir al hacernos viejos que vivimos dignamente y que ninguno de nuestros familiares va a sentir vergüenza por lo que hicimos en nuestras vidas, es traspasar el orgullo de vivir a nuestras próximas generaciones y poder tener la cabeza y la mirada en alto al momento de nuestras muertes, siempre recuerdo cuando estaba joven que mis amigos me invitaban a consumir drogas y solo pensaba que no le podía hacer eso a mis padres, cuando la vida me tentó robarme algo, no lo hice porque tenía mis valores muy arraigados, el que tiene buenos valores no es infiel a su pareja y si lo es, le duele y siempre se va a sentir culpable de lo que hizo, tener valores es mostrar nuestra verdadera cara a la sociedad, tener valores es luchar por un objetivo es vincularse con una meta o un propósito.

A MANERA DE EPÍLOGO

Porque no podemos tapar el sol con un dedo sin quemarnos, siempre hemos soñado con resolver nuestros problemas de una forma milagrosa, este comportamiento lo observamos en esas mujeres que se convierten en adictas a los quirófanos donde se practican cirugías continuamente para mejorar sus defectos naturales en sus cuerpos y tener algo más que ofrecer a la vista de cualquier semental masculino que se cruce por su camino. Algunas veces llego a pensar que estos cirujanos no son tan buenos como reconstructores plásticos, sino que más bien, son muy buenos psicólogos al convencer a sus pacientes de que la operación de su trasero se le ve muy bien, no soy yo quien lo dice, solo observen a la mayoría de las niñas (muchas de ellas menores de edad) al caminar por la calle, exhibiendo su hermoso pompi sin darse cuenta que son el hazme reír de todo el mundo, también hay que mencionar a los que optan por realizarse procedimientos quirúrgicos para perder peso, no saben cuántos amigos, familiares y conocidos han muerto en este intento absurdo y sin esfuerzo por estar en línea pero sin efectuar sacrificio alguno; es una verdadera lástima como perdemos los principios esenciales por la publicidad engañosa; si no actuamos rápida y eficientemente no solo malograremos nuestros valores sino también el respeto propio, sin nada que nos impulse a superarnos o a ser un poco mejores nuestras vidas no tendrán ningún sentido ni valor.

Hay que vivir con derechos pero respetando los derechos de otros, nuestros derechos acaban donde comienzan los de los demás y tenemos que honrar nuestros deberes humanos, sociales y divinos; ya es suficiente de ver que un inculto sin educación ni credenciales, se transforme en un icono que puede hacerse tendencia y afectar nuestras vidas; recuerden, al trabajar no solo producimos riqueza, sino que también enriquecemos nuestra alma con logros; estén seguros que el beneficio del roce humano no tiene comparación con ningún juego de video ni avance tecnológico; definitivamente no hay que ser diferente ni mucho menos transformarse literalmente para ser apreciado por los demás; piensen que el racismo es racismo cuando el mismo que aqueja esa condición, es el principal racista oculto;

aprende que aunque estés envestido con un título de realeza, político o religioso no te hace moralista y puedes carecer de los valores más obvios; se trata solo de vivir con normas y en familia, no se puede confundir libertad con libertinaje; necesitamos a nuestros militares, jueces y policías para hacer cumplir las leyes; es una inmensa falsedad que para ser un mejor artista o deportista hay que consumir analgésicos o drogas; no tenemos que permitir que nuestros niños vean dibujos animados de cuentos ancestrales con inclusiones absurdas.

Finalmente quiero agregar mi principal intención con este libro, mi moraleja, enseñanza y mensaje:

*Deja este mundo mejor que
como lo recibiste al nacer*